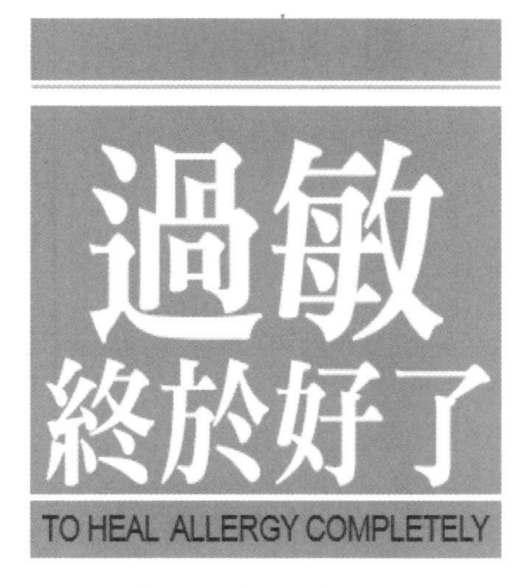

徹底治癒過敏體質

編著 陳泰瑾醫師

推薦序一

林昭庚

傳統中醫藥學為中華民族的文化瑰寶，亦是世界上最優秀的傳統醫學。中醫古籍《黃帝內經》即記載『上工治未病，下工治已病』。其實健康與長壽，自古以來即為人類追求的共同願望。一個人要擁有健康的身體，必須要有規律的生活、適當的運動、均衡的營養、同時要修身養性，讓自己能夠有一個快樂的人生觀。

讓自體免疫系統在逐步的調養中成為治癒過敏的第一線尖兵，再利用日常生活常見的食材配合中草藥的飲食方法，自然且安全地治癒過敏及其相關併發症，不僅沒有嚴重副作用，更不會造成身體負擔，讓過敏症候群的患者得到治療方面的全新概念。隨著生活水準的提高，人們對於自身的健康亦日益重視，以中醫理論觀點來看，雖然醫食本同源，但由扁鵲所提：「安身之本，必資於食，救疾之速，必憑於藥，不知食宜者，不足存身也。」正是意味著食療與醫療並重。

陳醫師在書中亦讓讀者建立正確生活態度與飲食觀，藉以提升免疫力，最後還提供日常疾病的膳食調理、健康食品的相關資訊。此書誠為坊間不可多得之保健書籍，時值書出版之際，特為文推薦。
（筆者為中華民國中醫師公會全國聯合會名譽理事長、中國醫藥大學、慈濟大學、亞洲大學講座教授）

推薦序二　看不見的看見

曾漢珍

陳醫師認為過敏本身是一個症候群而非單一疾病或症狀，他還將過敏患者連帶的疾病症候群列出了二十六種。這種「洞察」對於習慣以症狀來治療的西醫治療而言，常常是頭痛醫頭、腳痛醫腳的處理方式，治標與治本之間就難以兼顧了。

當今的社會由於大量的汙染與用藥，導致農藥、抗生素、類固醇等大量殘留在身體內，造成人體的危害更大，不可不慎。對於過敏的投藥而言，尋找能夠有效根治又無副作用的藥方實在很重要。

先天上，同樣父母生的兄弟姐妹在長相、生理、能力上常有許多差異，然而過敏卻常無一倖免於父母的遺傳。後天上，套一句牛頓的慣性定律，個人的生活態度、飲食觀、運動習慣等卻無形的造成了人類對環境過敏承載量的高低。

隨著環境的惡化，過敏好像慢慢的成為致命且普遍的疾病症候群了。然而過敏若不治好，常常會使我們與週遭環境的相處變得更敏感與不愉快。二十一世紀初完成的人類基因體定序計畫讓人類醫學史又往前了一大步，然而人類對於醫療的需求卻是日漸不足的，解開人類基因圖譜後的最大省思，便是提醒我們更需要對造物者的智慧有更多的尊敬。生命運作的原理遠遠超過現今人類的科學知識，唯有尊重自然取之自然才是更謙卑的作法，在我從事新藥開發多年的經驗中，也更加確信這樣的理念，我們必須重新去審視科學與自然的定位，藉由更多科學化的過程去學習如何跟自然的奧秘共生，這本書是一個開端也是一個進展。

本書提供了讀者很多利用日常生活常見的食材配合中草藥的飲食方法，讓治癒跟過敏有關的併發症有了更自然且安全的方式達成，不會有嚴重副作用，更沒有造成身體負擔的疑慮，這是一個對待過敏的全新概念，讓自體免疫系統在循序漸進的調養中成為治癒過敏的第一線尖兵，並配合現代中醫的診斷與觀察，讓中草藥的效用能夠彰顯，迫不及待想與您分享這本觀念創新卻又實用的醫學著作，絕對值得您閱讀與珍藏。

（筆者為台灣大學工學博士、台北大學民俗藝術研究所副所長兼所長）

推薦序三

台大吳鎮平醫師

由於科學的進步，發明了很多精密的醫療診斷設備，治療工具，使得西方醫學也因此而突飛猛進，雖然如此，西醫在治療很多慢性病（例如：高血壓，糖尿病，自體免疫過敏等疾病）並沒有很有效的根治，只有一些治標不治本的方法，無法有效根除疾病，正如本書所探討的過敏性疾病，在西醫的領域裡的確很難找到根本治癒的良方。

本書的作者陳泰瑾醫師自幼患有過敏性鼻炎、氣喘，深受此病之苦，曾經也因病情嚴重而無法專注於學業，以至在少年時代，在求學過程中有過一段辛酸艱苦的日子，最後憑著一股堅毅的意志，終於皇天不負有心人——在行醫日子中陳醫師不斷地研究用中醫治療自己的過敏疾病，終於有所突破，研發成功治癒過敏症的良方「調體適」，此也引證了古人的一句話，天將降大任於斯人也，必先苦其心志，勞其筋骨，餓其體膚，空乏其身，行拂亂其所為，所以動心忍性，曾益其所不能。最後希望讀者透過本書的養生知識而獲益，根除一切過敏症狀。

陳醫師堅持醫師志業的毅力與恆心真是令人感佩，尤其是考取中國醫藥學院中醫系，素以中西醫兼顧的專業學習特色著稱，更由於其過敏切身之痛，在其醫學學習過程特別留意過敏醫學、中西醫對過敏的看法、所使用的藥劑及治療方式。

深知西醫在救急、救命、開刀、檢查四項特長，對於內科慢性疾病常常是治標而已，而中醫卻以整體的觀念看待，而非頭痛醫頭腳痛醫腳。陳醫師參考現代抗過敏中藥的藥理研究，並結合台灣島鼻病的特性，在臨床上找到了有效的藥劑。常言道，「中學為體，西學為用」，我們的食衣住行，對人態度、社會習慣，以及價值觀，都與過去有了很大的差別，體用之間就顯得需要更多的智慧來兼顧了。同時中西醫觀點對於病因、病理、診斷與臨床表現常有不同的看法與處置方式，陳醫師用心的結合了中醫與西醫的優勢與特長，在專業上做到了體用兼備，也是一位造福過敏患者的良醫。

本書對於過敏症候群有詳細的學理介紹，尤其是中、西醫看鼻病，更具體的從中、西醫觀點，中、西醫的治療以及辯證論治切入，作者以其豐富的臨床經驗清楚地剖析。對於根本之道的提升免疫力、建立正確生活態度與飲食觀，讓我們有正確的生活方式，最後還提供日常疾病的膳食調理、健康食品的資訊。對一般的讀者而言真如同百寶箱一樣，除了可以增加醫學常識外，更可依個人的需求給予最佳的處置與預防。本人極力推薦這本創新，又理論與實務兼備的書，可以成為讀者日常生活的好伙伴。

推薦序四

劉振富

當現代中醫融合了西方醫學，這是一個嶄新的醫療視野，更是一個重新了解健康觀念的起點。在陳泰瑾醫師累積二十年的中醫臨床經驗中，引領出一個如何治癒過敏的全新醫學領域，超過累積數千位臨床病患的科學實證，讓陳泰瑾醫師專注在治癒過敏的過程中，找到了結合中醫的草本智慧並佐以西方醫學的臨床數據分析，讓困擾病患許久的過敏，得到自然且安全的對待與根治。

本書沒有深奧難解的醫學名詞，更沒有所謂劃時代的醫療儀器或技術，取而代之的是陳泰瑾醫師對造物者的崇敬，尊重自然而取之自然。造物者賜給人類最珍貴的禮物就是生長在我們生活四周的草本藥材，及提供日常生活所需營養的食材，加上配合正確的飲食習慣，讓健康的概念從生活的每一天成長茁壯，健康與否是由每一天的生活型態所決定的，這雖是一個古老的觀念，然而在科技進步的今天卻顯得更為真確，健康是一種累積過程的結果，今日的健康取決於昨日的生活方式。

（筆者為台灣大學化學博士、曾任職於太景生物科技副研究員）

推薦序五

台大醫院王群光醫師

我是西醫師，近年從一般外科、急診科，轉到自然醫學上，專長是過敏及自律神經失調的自然療法。我曾因為對植物的喜愛，有一段從事有機農業的歲月，媒體稱我是農夫醫生。同時又對無患子等植物作深入的研究，而與中草藥有了連結，在心中對中醫中草藥是高度接受與喜愛的。雖然對中醫涉獵不深，蒙名醫陳泰瑾醫師邀請為其著作寫序，頗有受寵若驚的感覺。

與陳醫師曾是同院同事，陳醫師的專長也是過敏，雖然對他的中藥處方內容機轉無所知悉，也無能力瞭解，但由於他不做廣告宣傳，只靠口耳相傳，不遠百里而來求醫者、不絕於途這一點來看，相信他確實掌握了中醫治療過敏的精髓。對患者來說，不論是西醫、中醫抑或自然療法，只要能把病治好痊癒的就是上醫。能將臨床經驗集結成書出版，實在是過敏患者的一大福音。

推薦序六

林良蔚

陳醫師和我是以前在台北赫尼曼診所的同事，因為工作的關係，有幸能和他認識，除此之外，因為我也是中國醫藥大學的校友，和陳醫師便多了一份舊識的熟悉感，我們也曾一起合作過治療病人，其中有一位印象最深刻，這一位女士從說話無氣力、無法遠走、無法上下樓梯、每天只能吃流質食物的情況，到現在能出國旅行、上下樓、出外逛街和正常飲食，看到這位女士的人生獲得重大改變，醫者的心便足以感到寬慰。

以前還在中國醫藥大學的時候，教授就常說中醫被人垢病的原因之一，就是常私藏密寶，有一些成果就不願公開，所以知識無法有效累積而為後人所用，現在風氣變了，中醫要科學化還要保有古老的精髓，如今陳醫師順應風潮，願把幾十年來經驗的寶貴成果，公諸於世，使其利於世人，可謂醫心良善。以前在美國脊骨神經醫學院的時候，教授也常提到，通常「生過病的比較能成為好醫師，要當好醫師先學會當好病人」，陳醫師自己被過敏症困擾多年，所以能苦患者之所苦，察其苦而以醫者之仁心施術，希冀病患能早日康復，苦思苦尋終於讓他找到良方。脊骨神經醫學的 *Innate Intelligence* 是一種天生自癒的本能，和中醫的全人觀點 非常相像，承蒙陳醫師誠意相邀作序，實感光榮，便一口答應。

陳醫師用大部分的篇幅教大家如何提高免疫力、對抗過敏、學習健康的生活、健康膳食食補、多方比較中西醫的療法，非常適合想了解過敏的您閱讀，這本沒有不可能「過敏終於好了」，推薦給求知若渴的您！

（筆者為美國脊骨神經醫師 Doctor of Chiropractic ，現任職於台北赫尼曼診所脊骨神經醫學顧問、桃園里昂康館脊骨神經醫學顧問）

推薦序七　讓你的生命更美

陳淑俊

陳泰瑾醫師是我來台後第一位共事的台灣中醫師，他對待病人認真、負責、耐心、和善的態度，讓我對台灣醫療上的醫患關係有較好的印象。儘管後來接觸的醫學事務越來越多，不良的醫患關係傳聞也有，但我始終相信，台灣像陳醫師這樣的醫師比較多。

我的博士學術論文是研究過敏性氣喘的中醫藥治療及其機轉，中西醫結合治療過敏性疾病的效果較單一用西藥或中藥的效果更佳。過敏性疾病的臨床表現非常多樣化，病程很長，急性期、慢性期、發作期、緩解期的徵候都需要仔細觀察與辨證，治療與護理方面也需要耐心。陳醫師總能在眾多複雜的臨床徵候中，找出其根本的致病原因，加以治療，因此有良好的治療效果。本書就是陳醫師二十多年中醫臨床經驗的結晶，值得同行學習與參考。

健康是人人渴望的，但是光憑藥物治療是有限的，獲得健康需要融入日常生活中。「快樂是健康的泉源，食物是健康的搖籃，運動是健康的力量」，本書也提供了大量的藥膳、功能性食品、飲食健康資訊，是一般群眾的健康飲食指南。最後祝台灣的讀者活出生命力，過著有品質的日子，讓生命更美好。

（筆者為上海中醫藥大學醫學博士、喜悅健康診所副院長）

推薦序八

歐淑芳

陳泰瑾醫師是我的老同學，從大學時期認識他至今，他求知若渴、積極向上的認真態度著實讓人印象深刻！在醫學知識和技術尚不如現今如此廣泛多元且精深的當時，許多的病症僅能以抑制而非治癒的方式來進行治療，而「過敏」即為其中一種。隨著時代越來越進步，科技日益發達，生活逐漸精緻化，過敏卻沒有因為醫療技術水準的成長而消弭，反而在環境變遷、日常飲食習慣改變等多重因素影響下而有與日俱增的趨勢。

陳泰瑾醫師從小就為過敏性體質所苦，但正如孟子所云：「天將降大任於斯人也，必先苦其心志，勞其筋骨，餓其體膚，空乏其身，行拂亂其所為，所以動心忍性，增益其所不能」，種種的不良因素不僅未影響到陳泰瑾醫師立志成為一名濟世助人的醫者的信念，反而讓他越挫越勇，更加努力不懈的朝向自己的目標邁進，也因此造就今日如此成功的他以及本書誕生。

本書是陳泰瑾醫師個人真實經歷心得、數十年博覽群書及實際行醫經驗之精華而大成。書中所述觀點不僅精闢完整且相當實用，許多因生活步調緊湊忙碌而易於疏忽的「常識」也在書中一一點明，而這也實現了陳泰瑾醫師當時立志從醫的初衷。相信書中闡述的種種論點及方法，能對所有長期為過敏所苦的患者帶來一線曙光，社會大眾也更能從書中所提了解到日常保養之道。

（筆者為大學光學醫療集團董事長）

自序

陳泰瑾

商業周刊 1106 期有一篇書摘：「你所不知的事遠比你所知的更重要」，作者是華頓商學院企管碩士，巴黎大學博士；書名是《黑天鵝效應》，作者要我們回到 2001 年九月十一日那天的恐怖攻擊，如果我們能在前一天就想到可能要發生的事情，那攻擊便不致發生了；所以作者下了一個結論：一件事情之所以會發生，乃是我們認為不會發生，或是不可能發生，因此，作者一再否定我們所知道的事情，認為那是不重要的，反而是我們不知道的事情，一再地主導我們整個人類的歷史。

或許，人類有一個缺點，就是過度地專注於我們所知的事情，傾向於學習精確的細節，而非整體。創新者和企業家反而是專注在人們忽視的事情上，而能在異象出現時，認出它的不同。

德蕾莎修女，一個外國天主教徒，來到印度，她成就了人們所不能成就的志業，讓神及印度人都永遠記念著她；在出殯時，被印度政府以國父的葬禮來尊榮她為印度人所做的貢獻。生前，當記者訪問她為何能成就如此偉大事情時，她只是淡淡地說，我只是專注在人們忽略的小事上，以我最大的愛心、耐心及專注來對待每一件事及每一個人而已。

我們許多人都想在未來能夠上天堂，所以這些人常立志要行善，如造橋舖路、幫助別人、成立基金會等等，我並不認為那是不好的，只是我們在做這些事情的同時，是否一方面也在想著未來要上天堂呢？亦只是把一件待人接物的事盡心盡力地完成呢？

事實上，當一個小醫師的我，在充實課本及臨床上的知識與技能的同時，也有許許多多的盲點，當然，我們所面對的每一個病人，都是一個個上帝所創造的唯一生命個體，基於對生命的尊重，我們必當審慎地去處理每一個個案；因為病人本身，有可能是一個家庭的支柱，如果不把他（她）看好，可能整個家庭均會受到影響；即使只是一個小小孩，也是父母的心肝寶貝，我們也必需盡心盡力地去看好他（她），讓病者可以擁有一個健康的身體。

然而，在此同時，我們常常會以之前所擁有的專業知識或技能經驗來思索及處理每個個案，對於個案本身的特發狀況或微小細節，往往因時間或怠惰將其忽略了。

在我行醫的三十年當中，神卻讓我看見了一件醫師們所忽略的事情，以致於我才有機會尋找到一樣寶貝，這個寶貝是可以治療與過敏相關地從頭至腳的許多症狀，通常一種藥，能夠治療人體某一個症狀就算很不錯了，但是這種藥卻能治療全身上下諸多的病痛。

首先在此我要感謝全能又榮耀的神，祂讓我有一個特別的「看見」，以致於才有這本書及產品的出現；一個人要成小功或許只須個人有一些 IQ 加上持續的努力，但一個人要成就大事，則必需還要有另一些 EQ ，以成立一個團隊，來共襄盛舉。因此，我在此亦要感謝父母的栽培，太太 Alice 的鼓勵，弟妹們的扶助，也要感謝諸多親戚、同學、朋友們的大力幫忙；沒有他們，不可能有本書的誕生。

我再三特別感謝諸多好友，他們都是專業人士，且在百忙之中抽空出來作序或助我一臂之力，容我在此一一介紹：王群光及吳鎮平醫師均是畢業於台大醫學系的高材生，兩位可謂是醫師中的佼佼者；尤其王醫師著作甚豐，學識淵博，喜愛農藝，被媒體稱之為「農夫醫生」，是眾所周知不可多得的名醫、良醫，目前是王群光自然診所院長；而吳醫師是位心地良善，醫術、醫德均高超的仁醫。林良蔚醫師則是著名美國整脊醫學院醫學博士，擁有美國醫師執照，在脊骨治療領域上可謂獨樹一格，眾多病患均有極佳口碑。曾漢珍副教授是國內出名的建築師，許多大陸及台灣大型建案均出自他手，因其學術及實際經驗豐富，而成為台北大學研究所所長。葉宗仁醫師乃中國醫藥大學的醫學博士及副教授，擁有三十年的臨床經歷，可謂醫界奇葩，目前任教於該大學醫學部。劉振富博士畢業於台大化學研究所，專攻目前最熱門的生化科技，創新許多獨特的配方，貢獻社會，造福人群。陳淑俊醫師為畢業於極負盛名的上海中醫藥大學醫學博士，其醫學著作頗具內涵，目前為喜悅健康管理診所副院長。

最後介紹擁有十八家連鎖「大學眼科診所」及四十多家眼鏡行的醫療集團董事長歐淑芳醫師，本身又是「大學光」上櫃公司的靈魂人物；歐醫師的角膜視力開刀術在國內是數一數二，目前全世界許多國家均力邀她去開分支眼科機構，指導臨床教學及學術交流，為國爭光，在國際上大放異彩。以上諸友花費無數心力、智力、時間提供許多寶貴建議，使本書力臻完美，在此銘感五內。

最後有一位很特殊的人物：梁文深主治醫師，他是我的好友；梁醫師性情中人，不肯將自己不要的東西給別人，處處為病友著想，因此，毅然明智地從西醫師轉行中醫，達到真正濟世救人的目標。其真情的告白，發自內腑，令人刻骨銘心，是萬中擇一的良醫；本書在附錄中有其為文，他的心路歷程與筆者當初的心情（西醫轉中醫）似曾相識。

本書內容有一小部分屬於專業範疇，讀者可自行斟酌略去不讀，或僅稍做參考；筆者才疏學淺，野人獻曝，又本書付梓匆促，謬誤遺漏難免，冀望社會諸賢達不吝賜正。

目錄

第壹篇　看不好的小毛病，原來都是過敏！ 27

第貳篇　求學經歷及創新的源起 109

第參篇　鼻過敏的治療 205

第壹篇　看不好的小毛病，原來都是過敏！

曾在電視上看過奇異果廣告中，有個年輕的女性向一位醫生模樣的人訴說自己的病情：「其實……我好像沒什麼病，就是偶爾身體抹爽快……」，而她的醫生也回答得很妙：「身體抹爽快， BODY 就無抹 HAPPY 啊！」這有趣的廣告真是一句道盡現代人的心聲啊！不知是否因社會變遷，工商社會步調節奏過快，或是現在人對自己的飲食起居較不講究，很多人對自己身體也漸漸地不敏感。而站在專業醫師的立場，當然知道如果你忽略自己的身體健康，身體也同等地回應你。

因此很多人就會發現自己真的也說不出有什麼病，就是偶爾感覺身體哪裡有點不對勁但又說不出來，有時表現出來的就是感冒一直沒好，甚至年長女性會為不知名的婦科炎症所苦；有些人則是常常沒做什麼特別粗重的工作，但一到傍晚就累到不行；等到有時間看醫生已是拖得很嚴重，有的人甚至不看醫生就自行亂買藥吃，覺得自己壓下來病情好一點後，又開始不在意了，亦或許如廣告說的多吃水果就會改善健康，可是就真的能治本了嗎？

你是否發現，自己在年過三十後，開始覺得身體不太對勁但又力不從心？很難確定自己到底哪裡有病？在現代西醫門診分工得很細的狀況下，很多病人難以確定自己的不舒服到底是哪個部位在痛，而經過各項檢查後，卻發現不是看診的這一科範疇，但又不能確定是哪個部分有毛病，所以通常會從該科醫師得到這樣的答案：你沒有病！但若病人真的有病痛，就隨便開開止痛藥吃，叫他兩星期後再來複診。

有時遇到有良知的醫師或許還可以為病人指一條生路，我認識一名出版社編輯，原以為自己經期的問題應該去看婦科，但經有經驗的女醫師一看，馬上發現她是內分泌失調，要她去檢查甲狀腺，但甲狀腺照出來又難以判定是哪一類的問題，吃了一陣子藥都不見效，我便判定她應是過敏體質。後來她自己休了一段長假，透過中藥加以飲食慢慢調整，身體就變好了！身體養好之後，反而變得纖細不少，真是意外的收穫。

現在越來越多朋友不分年紀，都有肩頸痠痛或腰痠背痛的毛病，通常若非痛到不能忍，多是不可能自動就醫的，通常西醫只要診斷你沒骨折或其他創傷，大概就會開長期復健單，讓你踏上漫漫復健之路，因為一旦開始復健，以我的經驗，那就真的是沒完沒了。如果不真正解決根本體質和生活習慣的問題，這些惱人的小毛病就會跟著你一輩子，人生還有什麼意義呢？賺來的錢通通給醫師和買那些醫療用品了！

身體抹爽快真是惱人的人生課題，但是如果不及早正視這些身體小毛病，發現病根並努力徹底改善，你的人生真的就完蛋了。

因此在本篇中所呈現的各章內容，就我三十年的臨床經驗，許多病人初來求診前的種種病症，經歸納和整理相關病歷後，我以中醫四診心法的方式，而非頭痛醫頭，腳痛醫腳方式來為他們診斷，以我研究和所學，我可以研判，他們常是過敏體質。我希望在本書一開端，就能讓各位了解過敏體質表現在人體的症狀，讓各位好好關心一下自己的「小症頭」！

健康小測驗

在閱讀第壹篇之前，請先進行一下以下測驗，以幫助您找到健康小問題：

一、感冒常常超過一、兩星期都沒有痊癒？＿否＿是（請看症頭一）
二、沒有感冒卻常常在流鼻涕？＿否＿是（請看症頭一）
三、頭部沒有受傷，也沒有貧血卻經常感到頭暈？＿否＿是（請看症頭二）
四、沒有重擊、摔傷，卻經常腰痛和肩頸痠痛？＿否＿是（請看症頭三）
五、沒有做粗重工作，卻很容易覺得累？＿否＿是（請看症頭三）
六、經常性失眠，沒有吃安眠藥就無法入睡？＿否＿是（請看症頭四）
七、為了黑眼圈花很多錢買美容保養品，都沒有改善？＿否＿是（請看症頭四）
八、好像沒有什麼病，但就是常常不舒服？＿否＿是（請看症頭五）
九、以為得了某種疾病，進一步檢查卻是另一種問題？＿否＿是（請看症頭五）
十、得了憂鬱症或躁鬱症，得終生服藥卻時好時壞？＿否＿是（請看症頭六）

十一、有經常性鼻炎問題，覺得生活沒有動力？＿否＿是（請看症頭六）

十二、經常性有婦科發炎疾病，嚴重干擾生活？＿否＿是（請看症頭七）

十三、患有慢性鼻炎，生理期來會疼痛或是不順？＿否＿是（請看症頭七）

十四、小孩注意力不集中，常常感冒流鼻水？＿否＿是（請看症頭八）

十五、小孩比同齡的孩子還晚學會講話，有自閉傾向？＿否＿是（請看症頭八）

十六、小孩食慾不好，除了零食外不太愛吃東西？＿否＿是（請看症頭九）

十七、青春期過了還在長痘痘？＿否＿是（請看症頭十）

十八、因皮膚問題困擾很久，看了醫生擦了藥改善有限？＿否＿是（請看症頭十）

十九、經常感冒到支氣管常常發炎？＿否＿是（請看症頭十一）

二十、知道自己已經有氣喘問題，需常常帶噴劑？＿否＿是（請看症頭十一）

症頭一

鼻炎、咳嗽

真的是感冒嗎?

咳嗽咳好久，吃藥也沒效。
還變成乾咳...

鼻涕流不停，鼻水擤不出，鼻涕逆流....

可是瑞凡...
為何我的感冒老是好不了?

最近有位網友曾透過中醫網留言來向我詢問，說一個月前突然開始發燒畏冷，整個人渾身無力非常不舒服，後來當天下班後立即至習慣去的西醫診所打了一針後才舒服些；隔一兩天，她好像又開始咳嗽、有痰。初期前幾天都是黃綠色的，後來漸漸變白色的痰，也不懂自己到底是冷咳還是熱咳；目前已超過一個月，還是偶爾會咳，特別是有用力或運動時會咳的比較嚴重。

她表示，一個月來已看了四次西醫，都沒有顯著效果，因此希望知道中醫看有何不同的見解。

另有位吳先生在九十一年時初診，主訴鼻病甚久，天冷時更會加劇。那時這位病人已經六十多歲了，我注意到他的左姆指不能彎曲，但當事人卻一直以為是年紀大而退化了，直到他長達一個月的時間中時常乾咳、鼻過敏，以為是感冒求助於西醫，老是不好才來求診。

感冒有沒有特效藥？怎樣才能痊癒？其實你不知道，一直好不了的感冒和鼻炎，就是過敏。

咳嗽似乎是中國人肝病以外的國病，電視劇和電影中演的病人都是咳嗽不止的樣子，因此可知咳嗽不僅對當事人來說很痛苦，拖到最後都有可能因此死亡！有句話說：「咳嗽不是病，咳起來才真正要命。」一般人咳嗽是因為感冒，再拖久一點都沒好，就有可能是肺炎，甚至有些癌症或心臟病之類的重症也有咳嗽症狀，不過到那時恐怕已經嚴重影響生命了。

而流鼻涕看起來其實也是小毛病，有人是因為感冒流鼻涕，也有人是天氣變冷而開始流鼻涕。我本身自小就體弱多病，老是為咳嗽和鼻炎所苦，甚至一度懷疑自己一輩子都看不好，當然也嚴重地影響到自己的求學和生涯規劃，本書末後的章節會再跟大家分享。

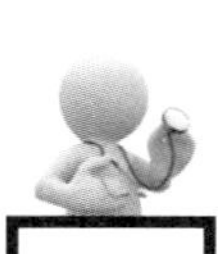

咳嗽和流鼻水是免疫系統出問題了

咳嗽和流鼻水並不是真的感冒，是因為身體出了毛病，我們的免疫系統遭受到風寒或病毒的侵害，產生了炎症，也就形成了痰或鼻水，藉由排痰和排出鼻水便能有排出毒素的效果。如果是一般的小感冒應該一兩天就好了，甚至不需要打針吃藥，反而可以靠多喝開水或雞湯來促進新陳代謝。

對於感冒，西醫的教科書中所教的都是：不需要治療，自然就會痊癒，所以一般門診所開的，就是你有咳嗽就開止咳藥、有發燒給退燒藥，打噴涕、流鼻水就開抗組織胺，都是針對症狀下藥；有的醫師甚至為了爭取療效，會開抗生素或類固醇，殊不知，這些藥對人體極易造成不良副作用及後遺症。

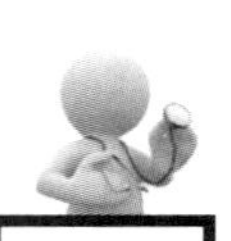

免疫系統出問題就是風寒入侵

但是有些人雖然沒有咳嗽或覺得自己有感冒，卻一直深受鼻炎所苦，不管有沒有感冒就是鼻涕流個不止。西醫雖然會把鼻炎當作過敏來醫治，給予很多藥物，但其實都治不好，多半只能暫時性的止住症狀。西醫對過敏體質的解讀通常是很消極地建議在飲食上避免食用某些食物、強調空氣一定要完全過濾，濕氣不能太重且須開除濕機或空氣調節機，甚至塵蟎、花粉等都要隔絕，看起來似乎有過敏體質的人最好就只能住在無菌室中，所有飲食都要特別處理，這對居住在台灣的朋友來說真的很難。

我認為，過敏最重要的問題要回歸於身體的本質出了何種問題，站在西醫觀點就是免疫系統出了問題，而在中醫觀點也是殊途同歸，也就是被風寒侵入。我們知道，過敏並非只是鼻子或呼吸道系統的病徵。以中醫理論而言，「風（寒）為百病之長」、「肺主皮毛」、「風傷肝」等，因此風寒的入侵就足以引起一系列的症候群（*syndrom*）。

所以我們常見的感冒，在中醫理論中也就被稱為「外感」，外感指的就是我們人體感受到「外邪」，而外邪就是由大自然環境所感受到的風、寒、暑、濕、燥、火六種現象，如果進到體內傷害到身體，就稱之為六邪，也因此感冒症狀發生，就是感受。

只要能掌握這個重點，在剛開始感冒還沒發病前，喝個薑湯，就能夠預防感冒；因為薑能祛除風寒，讓身體保暖，所以薑在中藥和日常生活保健食療也被充分利用，實在不能忽視老祖宗的智慧啊！如果是症狀已經出現了，如發燒、全身痠痛、流鼻涕等，只要透過一些藥方來把風寒之邪逼出體外，就能夠得到立即的治療效果。

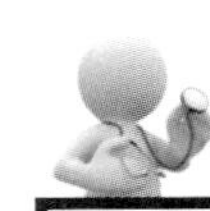

鼻涕逆流影響整體呼吸器官

此外，我還發現長期的乾咳，其實就是鼻子裡鼻涕逆流刺激喉嚨所引起，有些醫生不察而給予化痰、鎮咳的藥物，但卻只能暫時治標，根本治療應在防止鼻涕的倒流，才能確實解決咳嗽問題。

又因風寒入侵關節導致手指不靈活，天冷鼻子易過敏加劇。結果治療了一個月後，咳嗽鼻炎諸症狀消失，意外的是手指變靈活，所以這就是風寒引起的過敏體質，不可不重視。

就算沒有咳嗽現象，有些人長期鼻涕倒流，也刺激耳咽管引起中耳炎，甚至引起扁桃腺及淋巴腺腫大的現象，如果是老師或演說家，因長時間使用喉嚨，便易產生沙啞聲音，甚至令聲帶長繭。如果不去除鼻涕倒流現象，即使開刀割除扁桃腺（人體的免疫器官，細菌病毒入侵的警告器），也只是造成沒有扁桃腺，所以看不到發炎腫痛，但事實上疾病仍然存在，卻反而失去一道免疫防線；而喉頭長繭也會再生，甚至恐因開刀不慎割到喉返神經，會造成終生沙啞現象。

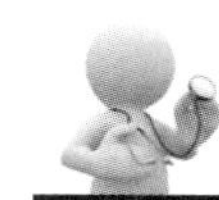

風寒過敏影響生理期

幾年前有一位唸中學的女生因打噴嚏、流鼻水、鼻塞來求醫，我仔細為她把脈後，發現她婦科部分似乎也有問題，經問診後她坦承月經經常不順，會有延後狀況，家人也表示她已有過敏多年，因此自九十一年十月二十六日初診，至九十二年三月十五日共看診十九次，每星期給藥一次，鼻過敏症狀因此消失，當然月經延後不順的問題也解決了。

或許也因長期病懨懨的身體沒有活力，經常感到倦怠，因鼻炎也引起睡眠不良，這個女孩子在鼻過敏症狀開始出現好轉之後，人也變得有精神許多，再也不會賴床，所以說，咳嗽和流鼻水真的是小毛病嗎？

如果你也跟我的許多患者一樣，感冒怎樣都看不好，或是三天兩頭一直感冒，我很希望你開始要正視調整自己體質，甚至要開始發現自己身體其他部分，是否也有運作不良的情況出現了？

症頭二

經常頭暈目眩無藥醫

沒有血壓血糖問題，就是沒由來的暈眩

常常喘不過氣像是要昏倒

西醫說是梅爾尼氏症，一直吃抗暈眩藥，也是反覆發作啊...

曾有位溫姓建築師，患暈眩多年，每次出門必由太太攙扶才敢出去，雖看過許多名醫，做過許多檢查也無法治好，為此相當苦惱。

通常西醫治療都是頭痛醫頭，於是許多被診斷有暈眩症的病患就必須長期服用「抗暈眩」藥物，再嚴重一點的可能就需要動手術，這對患者來說也是很沒必要的；更可憐的是常有很多病患跟溫姓建築師一樣，做了再多檢查也看不出何樣病症，也就被放棄了。但是對當事人來說，暈眩是很痛苦的，無藥可醫的話真的就如被宣判死刑了一般。

頭暈這個問題，如果只是暫時性的因為所處環境的問題、或姿勢不良（如蹲太久或站太久）還可以透過轉換環境來改善。

然而，大家所知曉的過敏體質，多半是出現咳嗽感冒之類的呼吸道系統或皮膚炎症的表徵，卻不知風寒上身，影響便是全身。當風寒侵襲到頭部，上擾清陽，病人常會有偏頭痛或頭部其他部位的頭痛，同樣也會造成頭暈。

當然在情緒壓力大或是突發事件的時候，甚至因高血壓和血糖變化時，暈眩也是會發生，但還是有人經常性地會沒來由的暈眩。

因此頭暈這個問題，我們要從幾個方面來探討：鼻塞、暈眩症和三高問題。

頭暈可能是長期鼻塞造成缺氧

很多人沒有發現自己的頭暈其實也源於鼻塞、鼻息肉等所造成氧氣不足，尤其是在密閉空間，如辦公室、百貨公司，因為空氣不流通，很容易就會感覺不舒服、開始頭暈目眩。

在我臨床的病患中，我發現會因為頭痛或頭暈之類的來求診者，仔細問診後，一定多半有長期性的過敏性鼻炎，因此很容易知道，只要治好鼻炎，頭暈或頭痛的問題也就迎刃而解了。

要知道人體結構中，耳鼻喉是相通的，所以必然是彼此互相影響；通常患有此症的病患，我也會仔細檢查是不是有過敏性鼻炎或鼻涕逆流的情況，因為有時候鼻炎表現出來的並不見得會流鼻涕。

當鼻炎表徵不嚴重的時候，當事人自己也不太留意，也就忽視了鼻炎和頭暈之間的關聯。通常要透過鼻腔內檢查才會看得到。因此這也是要請有此症狀的朋友多多留意的地方。

梅爾尼氏症原來也是過敏

現在許多文明病中，也出現了一個叫做「暈眩症」的病徵，也就是經常性沒來由的頭暈。

在臨床上，要達到真正的暈眩症通常是陣發性的，有暈眩症的病患會覺得一時之間天旋地轉，接著就有可能出現冷汗或嘔吐等現象；這時候獨立行走也有困難，可能要有人扶持或趕緊坐下來。

非常知名的「梅尼爾氏症候群」，指的就是內耳半規管淋巴循流不正常所致。當病患出現這種暈眩症狀的時候，那就表示掌管身體平衡的組織出了問題，包括內耳中的半規管、前庭神經、腦幹中的前庭神經核及小腦等都有可能會造成病變。

以中醫的原理來看，這是因為當風寒入侵到腦部組織中，這些器官出了病變就會造成上述症狀。

許多醫生針對這類的病人，多半會開徹底解決頭部問題，才是最重要的治本之道。

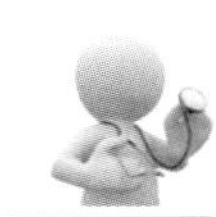

頭暈可能是忽略三高問題

當然在情緒壓力大或是突發事件的時候，甚至因高血壓和血糖變化時，暈眩也是會發生，但還是有人經常性地會沒來由的暈眩。

此外，如果患者有高血壓和高血糖問題，頭暈目眩或頭痛也自然經常地發生，而令人啼笑皆非的是，常有輕微高血壓和高血糖的患者，本人或許知道自己有這樣的問題，或是根本就不曾檢查過自己是否有這類的問題，以為還沒有嚴重到需要長期服藥。

往往這樣的人多是初進中年、身居要職、忙到沒空注意自己身體，又自恃還算壯年，就只能服用普拿疼之類的藥物來壓住頭痛，因為「快又有效」，所以這類病患來求診時，會表示自己經常性頭痛。

剔除鼻炎的可能性，通常我會建議他們要不要量血壓或是進行全身健檢，以確認自己是否有三高的危機。

遇到這樣的徵狀當然是先處理三高問題，西醫的血壓和血糖控制藥物治療幾乎是一輩子的，因此有很多人為了不想一輩子服藥便不肯輕易看病，其實即便症狀還算輕微，仍是十分危險的，這種人一旦血壓或血糖突然升高，本人未必會有不舒服，但卻會馬上表現出突發性的情緒高漲或發脾氣，因此在中醫治療三高的藥物和療法是希望透過調整體質，讓高血壓和高血糖可以完全脫離患者。

建議初入中年的朋友，年過四十就要定期做身體健康檢查，不要忽視身體任何小毛病，或是認為是小病自以為可以輕易撐過去。

症頭三

並沒有做很粗重的
工作啊?怎會一天
到晚覺得累呢?

總是感到疲倦、肩頸酸痛

一直在復健和針灸,
時好時壞,難道真是退
化了嗎...

有位傅先生，頸圈皮膚沈著，色暗而癢、易倦，經我詢問下表示曾有過敏病史。我為傅先生診斷是緊脈，內有風寒，乃係過敏造成皮膚敏感，但他居然沒發現自己也有過敏性鼻炎症狀。有位年過五十的侯小姐來求診，主訴：耳鳴、頸酸、手麻、背痛、胃脹、鼻塞、失眠。一個小學剛畢業的女孩子，雖然在病歷表上主訴：鼻塞、鼻過敏、打噴嚏，但她還有一個很特別的問題，就是右肩酸、肌肉扭傷、也很容易疲倦。
這些症狀的通病就是：有長期的鼻炎過敏。

腰酸背痛真是惱人的問題。據我了解，這樣的病症在西醫通常是向骨科或外科來求助，若非是因為骨折或外力撞擊創傷，通常都只會建議先吃止痛藥或肌肉鬆弛劑，然後搭配復健運動之類的輔助來慢慢治療。

有些人因為西醫看不好，轉向一般民間療法求助，遇到頸部痠痛就號稱長骨刺之類的，然後就以訛傳訛貼一些特效膏藥或內服劑，其成分和製造過程都要小心。因此凡是遇到病患因痛來求診，我馬上會問他們有沒有其他病史，如過敏性鼻炎或皮膚敏感，因為過敏體質真的是牽一髮動全身！

肩頸痠痛原來都是風寒惹的禍

當風寒走到了頭部，會有頭暈目眩等徵狀，當風寒走到了肩頸部位，也就會出現肩頸酸痛。

這樣說來對一般人而言是比較不能接受，因為肩頸酸痛會歸類於姿勢不良，或是肌肉傷害，但若沒有外力施壓，一般人很難會無緣無故地肩頸酸痛起來。

若是因姿勢不良稍微調整一下就會好，甚至還可以透過伸展運動或按摩熱敷之類來緩解。然而我發現為此病前來求診的患者，居然都是久年老病號。

傅先生在九十二年共看診三十次，我為傅先生診斷是緊脈，內有風寒，乃係過敏造成皮膚敏感，但他居然沒發現自己也有過敏性鼻炎症狀，因此確診後，我同樣以鼻藥加皮膚藥共治，效果甚佳。皮膚沈著、癢漸改善、疲勞感消失。

有位年過五十的侯小姐來求診，主訴：耳鳴、頸酸、手麻、背痛、胃脹、鼻塞、失眠。我發現她其實有鼻過敏症候群，且乃是因為風塞積於肩頸，長期下來導致手麻頸酸痛、背痛，一個月診治十二次，同步進行針灸、鼻炎及相關症狀的中藥調理，也大大地改善。

肩頸酸痛除了發生在中年人身上，也有可能發生在年輕人甚至是青少年身上。我遇過一個小學剛畢業的女孩子，雖然在病歷表上主訴：鼻塞、鼻過敏、打噴嚏，但她還有一個很特別的問題，就是右肩酸、肌肉扭傷、也很容易疲倦。

才要開始發育生長的年紀，若沒有好好地調養體質，將會留下一輩子無法弭補的傷害。所幸她在九十二年，兩三個月間來看診十六次，但總算將過敏性鼻炎打敗，精神也變好了，居然也沒有再發生肌肉扭傷的問題了。

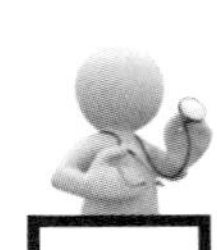

又見文明三高症候群

文明病三高之病症也是引起肩頸酸痛的緣故，有位五十歲的林先生自九十一年五月初診，表示原有高血壓問題，一年來也因高膽固醇、高尿酸所苦，經把脈和問診後，也發現他已有鼻過敏二十年，始終鼻塞卻不以為意，一直都沒治好。而不知不覺中，肩酸、倦怠、胃脹等毛病也同時出現了。

當今像林先生這樣的朋友很多，身體同時都有很多問題，但向西醫求診一次只能看一科，解決了某部分問題，另一個部份的問題卻仍在，感覺好像一直在奔跑於不同的診間看醫生，十分辛苦。殊不知這就是過敏體質！

而過敏體質所有的問題就都是同一個源頭！當風寒跑遍我們全身時候，加上飲食和起居失調，種種的病症都一起發生，也就是提醒我們身體的主人：健康出警報了！於是林先生一直到九十二年共看診二十四次，有時一週拿一次藥，有時僅來針灸，鼻過敏及鼻塞漸消失，其他併發症均不見，原高膽固醇、高尿酸，均因免疫系統提升而漸恢復正常。

所以如果你也有經常有肩頸酸痛的問題，除了注意姿勢和多運動之外，如果不見好轉，建議你也要進行身體檢查，徹底解決體質問題，肩頸酸痛自然就遠離你了。

此外，現代人許多都患有「疲勞症候群」，就是說人體已經工作勞累了，加上睡眠品質又差、睡不飽，如此長期惡性循環的結果，造成肝臟負荷過重；而肝臟虛弱的結果，有時會產生「迴光返照」，所謂迴光返照即是病人會反而會覺得自己精力旺盛，不用睡太多即可應付一切工作上的壓力。

事實上，那只是「空心」的假象而已，又若病人自覺疲倦，用咖啡、茶、興奮性飲品來提振精神，長期更易使肝臟快速惡化。

以我對前來求診的患者經驗來看，為了不倒果為因，除了先了解他們的症狀外，我還會了解他們是否都有過敏體質。

因為鼻炎導致的缺氧，更令他們自覺疲累和睡眠不足，惡性循環下身體得不到應有的休息，再繼續下去便易造成肝硬化或肝癌。

諸如此類的小毛病剛開始都是微不足道的，但仔細探討之後，會發現影響身體甚鉅。

症頭四

黑眼圈和失眠真的得吃安眠藥嗎?

黑眼圈不是美容問題嗎?還先天體質造成的呢?

難不成還有其他的特效藥嗎?

有位患者工作後因生活不規律、飲食不正常而得了便秘，十分苦惱，後來覺得這樣下去不行，便到了一家中醫診所求診，病情看來只是穩定，但沒有太大的好轉，後來只好自行放棄。

另一位蕭先生自幼即鼻過敏，造成長期以來睡眠淺短，而鼾聲如雷也造成不少困擾，於是也造成頸酸、易倦、皮膚癢，長期睡不好變成也有腰酸問題。

黑眼圈是疾病嗎？相信各位讀者朋友讀到這裡可能會在心裏打個大問號，因為現今大家都把黑眼圈當作美容問題，而非當作健康問題來解決。雖然大家都知道黑眼圈是睡眠不足產生，而很多有黑眼圈的人自認自己睡眠時間也很充足，因此認定是天生有「黑眼圈」體質。

相對的，許多晚睡的人未必會有黑眼圈，於是就變成令人羨慕的對象。談到黑眼圈，不可諱言的，身為女人都愛漂亮，而熊貓眼會造成無精打采的印象，即使有化粧品、眼影可以遮蓋，但畢竟不是辦法。究竟黑眼圈背後隱藏著怎樣的健康問題呢？

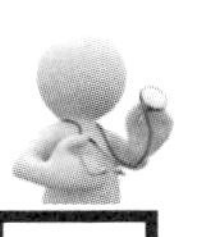

黑眼圈和缺氧有關

無論男人、女人，有黑眼圈的人代表睡眠品質差或睡太少的緣故。有些眼科醫生會認為是眼下皮膚之微血管循環不好之故，卻沒注意到的是，這些人也容易倦怠。

事實上，我敢肯定地說，除了偶然一次兩次因睡眠不足造成黑眼圈，長期有黑眼圈的患易賴床、白天沒精神想打瞌睡，眼睛周圍的血液循環不好，而變成熊貓眼。

此外，睡眠問題還包括睡眠呼吸中止，就是因鼻息肉、鼻塞（有時患者自己因只有部分鼻道狹窄而不自知）所造成的氧氣不足，使人在半夜因而突然驚醒，覺得自己沒在呼吸，或經常做惡夢，如此長期下來便導致失眠，有時連服安眠藥仍無效，休假日沒事幹就會想睡大頭覺，但怎麼睡都睡不飽，這是因為眠淺或作夢造成的，如此會使得代謝速率下降，易造成肥胖症。

更有一些人自覺一覺到天亮，但是白天仍要打瞌睡、沒精神，如果中午不小睡片刻，下午真的很難有精神辦公。

有位患者工作後因生活不規律、飲食不正常而得了便秘，十分苦惱，後來覺得這樣下去不行，便到了一家中醫診所求診，病情看來只是穩定，但沒有太大的好轉，後來只好自行放棄。事隔數月後，患者因肩頸酸痛再去求醫，同樣也是先將鼻子過敏發炎的問題改善後，睡眠品質也好很多，臉色也比較好看，不再看來那麼疲倦了。

許多人為了睡眠品質不好去看失眠門診，到後來還是長期需要醫師開立安眠藥才能好好睡上一覺。其實去看睡眠門診所解決的只是失眠問題，有過敏體質的人在睡眠中沒有獲得足夠氧氣，或是有呼吸中止症，因此對健康所造成的問題依然存在，所以若想徹底解決黑眼圈問題，還是要從根本治療過敏體質下手。

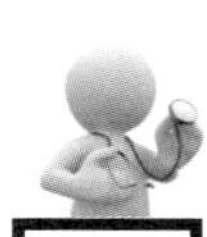

打鼾和呼吸道疾病

而常常會打鼾的人也需注意，由於呼吸道長期因發炎而黏膜腫脹，有鼻息肉或懸雍垂腫大的現象，晚上睡眠時阻塞了呼吸道，以致造成上呼吸道的閉塞性缺氧。由此可知，鼻炎的影響真的很大，有時候若不是嚴重地流鼻涕，當事人很難發現自己有過敏性鼻炎，長期引起的睡眠不足，當然就會引起比黑眼圈更嚴重的身體問題。

另一位蕭先生自幼即鼻過敏，造成長期以來睡眠淺短，而鼾聲如雷也造成不少困擾，於是也造成頸酸、易倦、皮膚癢，長期睡不好自然也有腰酸問題。至九十一年底治療至九十二年初，鼻症狀明顯治好，其他附帶症候群也隨之消失。

此外，疲勞感也是過敏患者的通病，因淺眠造成白天易倦，尤其若中午未午睡，下午的精神更會明顯受影響，常有患者抱怨說，整個人渾渾噩噩，有許多人生目標卻心有餘而力不足。

這讓我想到六年前有位財政部的張姓長官，因常要主持國際會議但又沒精神，只能禱告尋求上帝的力量支援，因而心灰意冷想提早退休，有位弟兄介紹他來我這裡，張先生說他從小到大都是第一名畢業，因此看病也是只看各大醫院的名醫，然而諸名醫卻讓他失望。我用三個月完全醫好他的身體，本來檢驗報告是滿江紅，治好後竟變成全藍，驚喜之餘，每年的九月底張先生都還會帶二盒蛋糕到我家為我兩個皆在十月一日出生的兒子、女兒慶祝，且介紹他的部屬至少五十人到我這兒看病。

由此可知睡眠真的對我們的健康十分重要，從小小的黑眼圈到打鼾都會引起很大的身體問題，除此之外，還會引起精神問題！

因此希望各位朋友能正視自己的睡眠問題，除了改善睡眠環境、正常作息，針對自己不舒服的疾病務必作徹底治療，才能使身體正常運作。

症頭五

內分泌失調

身心俱病

我以為我只
是脾氣壞....

為什麼我得去
看身心科....

筆者曾治療過一位科學園區主管，因過敏伴隨失眠，使她心跳超過一百下，臉色蒼白、甲狀腺功能高亢，醫生給她服用放射性碘以控制。

四十八歲的黃女士，自小體弱多病，有鼻炎及皮膚過敏現象，單親家庭經濟負擔甚重，逐漸失眠，臉色憔悴、疲勞、月經紊亂、胸悶不適、不思飲食，經醫師診斷為憂鬱症，並開始服用西藥控制病情，卻始終不能治好。

究竟是生理影響心理、還是心理影響生理呢?

前面提到，當一個人睡眠品質不良會造成很多問題，當他面臨外在龐大壓力時，此時唯有提高腎上腺或甲狀腺的分泌，才能應付外界壓力，適應工作環境。

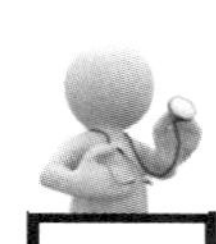

當心理影響生理

也因此很多工作壓力大的人，多少都有甲狀腺問題。一位科學園區主管，才三十多歲即晉身高薪階級，然高薪相伴的是高工作期望，但是過敏伴隨失眠，使她心跳超過一百下，臉色蒼白、甲狀腺功能高亢，醫生給她服用放射性碘以控制。

到我這裡來求診時，我請她慢慢減少碘量，以致一到二星期後完全斷絕服用碘劑，光服我的藥即可使甲狀腺功能恢復正常，心跳七十二下、失眠不再，臉色也變紅潤了，這期間才花了她二個月時間。

此外我也發現，常常胸悶、心悸的患者，其實多半染上憂鬱症而不自知。因為氧氣不足會造成胸悶，久而久之便會造成患者心情變差，精神科就認為是心病，而這個心病其實也和心臟有關，因此這樣的症狀不但會造成憂鬱症，心中彷彿有巨石壓在胸前，且心臟因為缺氧而心跳加快來獲取更多氧氣，日子久了，還可能發生心律不整現象；長期過敏所造成二尖瓣、三尖瓣脫垂也是常見。

所以到底是心理影響生理或是生理影響心理，這的確是很弔詭的一件事。

這樣的症狀好像多發作在工作壓力很大的職業婦女身上，曾聽說有個女記者也曾因為常在寒冬半夜胸悶、呼吸急促困難被緊急送醫。經過徹底檢查並未發現有因感冒引起的氣喘、心臟也沒有問題，但住院期間仍須帶氧氣面罩才能順利呼吸，家屬都以為得簽病危通知了，結果心臟科醫師最後建議她出院，並建議她接著要去看身心科（精神科）門診定期拿藥，理由是她吃的藥物中有一顆藥是用來解決自律神經控制心律不整。後來經精神科評估，才知那一陣子她因生活壓力和工作壓力太大得到了恐慌症。

這位記者長年不僅工作壓力大，因已婚有家庭又有繁雜家務，還有年幼孩子需要照顧，徹底了解後，才發現自己因工作長期睡眠不足，隔天亦須早起接送孩子上學和工作。雖然本身有呼吸道過敏的問題，但經過她仔細考慮轉換工作跑道和調整作息後，透過禱告建立自信心，居然就不藥痊癒。

四十八歲的黃女士，自小體弱多病，有鼻炎及皮膚過敏現象，因與先生個性不合已仳離多年，膝下二子便歸自己養育，單親家庭經濟負擔甚重。工作上公司要求又多，自己身體不好，長期下來，逐漸失眠，臉色憔悴、疲勞、月經紊亂、胸悶不適、不思飲食，經醫師診斷為憂鬱症，並開始服用西藥控制病情，卻始終不能治好。

如此連續服藥十多年，期間也曾看過許多中醫，病情未有起色，自覺人生乏味而時有厭世念頭，黃小姐曾自言當捷運車子來時，有聲音告訴她趕快跳下軌道一切便都解脫，如此許多年過去了，過著暗無天日的灰色生活。

直到有一天朋友介紹來看筆者，筆者為其把脈，雙手脈緊弦，心脈虛浮，便知其自幼風寒上身但一直沒有解除，使用強心並解寒方劑並立即刮痧，患者症狀一週改善，二診再為其放血，血量甚多且暗，西藥量逐減，一個月後即不使用西藥，其病情逐漸好轉，而血不再暗沉，面色慢慢紅潤，兩目有神，月事正常無血塊，最重要的是睡眠安穩，不再胸悶，食慾大增、排便正常，在三個月左右完全康復。

所以說身心均衡才是我們追求健康的目標，由上面的例子看來，心理疾病會影響生理反應，生理上的疾病當然也會引起心理上的問題。許多罹患精神病的人多半其實是因為身體健康所引起，卻往往不自知。希望本書中的實例可以幫助各位讀者注意自己和周遭親友在日常生活的小毛病，無論是生理或心理問題都要好好注意。

症頭六

風寒症狀與躁鬱之心

吃不好、睡不好，是心理病嗎？

狂躁的女性真的喝竹炭水會好嗎？

得了憂鬱症，一輩子就得吃藥嗎？

以前有位倪姓藝人，泡泡雙眼一看就知是睡眠不良，眾所皆知他長期面對兩位女人的戰爭，元配和外遇也都是藝人，媒體自然不會錯過報導他的家醜，在長期內外交迫的情形下，最後選擇結束自己生命。我常常告訴大家這實在太可惜；其實只要能把他的失眠治好，讓他有能力來應付外面世界的壓力，他就不會憂鬱，也不會自殺了。劉君，四十一歲，自十五歲即有憂鬱傾向，並有長期鼻子過敏，每天不思飲食，精神萎靡，不想讀書，上課沒精神，晚上一直睡不好覺，總覺胸口有塊石頭壓住，精神科醫師斷定為憂鬱症。有個竹炭水的廣告以職場中容易暴怒的女性做為主角，以竹炭過濾水來澆熄她們的怒火，這種廣告手法非常貼近於我們這裡要提出的主題。

二十一世紀西醫所面臨的兩大絕症，一是癌症，一是憂鬱症，但以筆者多年經驗顯示，憂鬱或躁鬱症並非想像中那麼難以治癒。憂鬱症有兩大特徵：一是睡眠障礙，二是胸悶不適（嚴重者如巨石壓迫胸部）。

失眠常常是與過敏息息相關。當一個人睡眠不良而外在工作壓力大時，以致沒有足夠體力來應付該做完的工作時，久而久之便易產生憂鬱症，如果有一種醫療可以讓憂鬱症者睡好覺，讓他有體力足以完成他應做的工作，也就是使外在壓力降低時，病人便不再有此病。

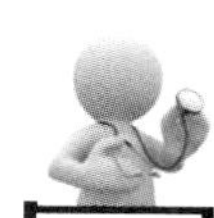

憂鬱症真的是終身精神病嗎

劉君，四十一歲，因家庭因素及功課壓力，自十五歲即有憂鬱傾向，並有長期鼻子過敏，每天不思飲食，精神萎靡，不想讀書，上課沒精神，晚上一直睡不好覺，總覺胸口有塊石頭壓住，不喜歡與同學交往，獨自關在家裡，且脾氣不好；父母覺得有異，深怕影響其前途，遂找某大醫院診治，精神科醫師斷定其為憂鬱症，自此開始了漫長的西藥生涯。

劉君剛開始服安眠藥可以睡著，但總覺睡不夠深，且服藥一段時日後，必須加重藥量，否則仍然睡不好，白天精神尚可，但因為藥的副作用使其外表行為、動作有些怪異，兩眼直視，不怒而威，若忘記服藥便容易生氣、情緒失控，家人與同學不太敢接近他；如此一直到勉強大學畢業，由於情緒不穩，被判定不用服兵役。

找到工作後，劉君仍以藥物控制病情，自覺好似行屍走肉的他，內心一直不能開朗，以致常有輕生念頭，輾轉換了許多醫師，服用的藥物一直修改，其病情仍反反覆覆、時好時壞。

劉君後來找到筆者為其看病，筆者視其雙眼無神，行為有些木僵，仍睡不好且時常疲倦乏力，眼眶暗黑，舌苔黃、舌質紅，言語斷斷續續，思緒不很清楚，記憶力減退，鼻子常鼻塞、流鼻水，容易感冒。

筆者斷定其為長期風寒影響自律神經，造成精神上的失序與睡眠不良，便開驅除風寒並強肝之藥物，配合針灸脾經穴如三陰交，陰陵泉及內關、百會、風池、太衝、安眠等。

一週後二診，劉君表示睡眠改善甚多，筆者囑其慢慢將西藥減量，為了讓藥效更快，並親自為其刮痧、放血，其痧整片深紅略紫，其血暗紅凝塊並且超過半個罐杯。三診時其藥量已減半，症狀更加改善，胸悶不再、精神恢復，兩眼有神，目框黑色變淡，談話接續有系統。

四診時其西藥已減至四分之一，進步之中，劉君自覺信心滿滿，終於找到一位可以為其看病的醫生,他也在一個半月後完全停服西藥,在三個月的調整體質並治療下，完全康復，如今過者自在生活，連中藥也不用吃了。

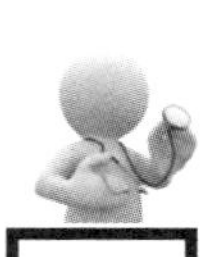

狂躁症背後的體質問題

除了憂鬱症之外，有些人的精神性格屬於暴躁個性，社會上普遍會認為這類人情緒管理欠佳，若遇上本身不擅與人來往、溝通，嚴重一點便會被冠上許多奇怪的精神疾病，如狂躁症。事實上這樣的人會有如此行為表現，並不是修養不好或脾氣不佳，他們會有如此行為往往自己都不知道原因，或許經由精神科治療可以壓抑住狂躁表現，但追根究底，是體質出了問題。

許多過了適婚年齡還未婚的女性也常有此症狀，因為過度投入於工作或各種原因而還沒結婚，很容易會被認為有老姑婆脾氣。

我認為，站在中醫角度，這些女性都有四肢厥逆（即是四肢冰冷），尤其女孩子一到冬天更明顯，我還時常見到即使夏季手腳仍冰冷的女孩。至於手足心熱，那是肝火旺盛所造成，過敏者身體呈酸性體質，肝的代謝受影，因此常有肝火導致的易發脾氣，對人對事都非常沒耐心。不知情的人都會以未婚欠缺荷爾蒙調節來論斷她們，這真的很不公平。

有個竹炭水的廣告宣稱能調節酸性體質，廣告中也以職場中容易暴怒的女性做為主角，以竹炭過濾水來澆熄她們的怒火，這種廣告手法非常貼近於我們這裡要提出的主題。

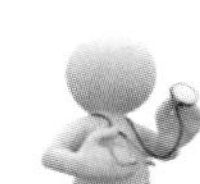

看啥都不順眼也是因酸性體質

事實上，即使是已婚女性也會有這樣的問題，她們反應出來的同樣也是在家庭對伴侶要求高、沒耐心，會擺出整天都是緊繃的表情，很容易因為小事而被激怒，甚至抱怨伴侶不夠體貼了解，久而久之也影響到婚姻關係。已婚女性除了有肝火問題，其實也有可能因為貧血或鼻炎引起長期缺氧，因此講話又急又快、很容易疲倦，加上現在職業婦女往往家庭和工作兩頭奔波，自然更加重了身體上和心理上的負擔。

然而，這種狀況她們多數自己也不明白，自然沒辦法好好解釋為何有這樣的無名火，身邊人更以為她們只是脾氣不好，或是歸類更年期提早到了，這同樣對她們很不公平。

所以奉勸各位先生要多關心太太的狀況，如果她們常常很容易被激怒或是無名肝火上升，除了多忍讓，最好的方法還是關心她們身體，建議從她們的日常呼吸、飲食甚至生理週期觀察起，並請教有經驗的中醫來協助診斷和調養。看看除了改善酸性體質外，是否仍有貧血問題或過敏體質需要改進。

還是要跟大家分享一句廣告詞：「身體好了，世界自然會聽你的！」身體好了氣色自然紅潤，身材也會自動調整勻稱，願天下這些勞苦功高的職業婦女健康美麗！

症頭七

月事不順，
跟過敏有關嗎?

永遠看不好的婦科小毛病

子宮肌瘤真的是
生完小孩就沒了嗎?

初小姐在念北一女的時候第一次來看診，年紀輕輕也有頸酸問題，診斷月經來有血塊，常頭暈、頸酸；主訴：鼻過敏。另一位年輕的英文女老師，自國中始有鼻過敏毛病，易噴嚏、流鼻水、月經血塊、胸悶等毛病。

鼻炎、呼吸道過敏這樣的毛病，表面上看來似乎和婦科完全無關，而且耳鼻喉科或家醫科醫師也不會關心婦女朋友的生理問題，可是你不知道這些和過敏體質都相關。

我雖然不是婦科專家，在診治年輕女性時，也會同步詢問她們的生理期月經狀況，因為我發現雖然她們來求診時，多半是為了那些西醫老是看不好的鼻炎、喉炎、頭暈等症狀，二、三十年下來，確實也發現多數有過敏性鼻炎或其他過敏性症狀的女性，其實都有月經問題，如有血塊、血量過多或過少。

但是年輕女性多半會以為生理期的不適忍著點就過去了，或以止痛藥來撐過去；非不得已去看婦科醫生時，能獲得的治療其實也只是止痛或用黃體素來解決。

有很多輕女性得到子宮肌瘤，除非大到過分，一般健保醫院診所也不建議割除，甚至有以一些改變荷爾蒙的體內避孕藥來治療，但非常不切實際，於是月復一月、年復一年，還是忍著忍著等更年期。

風寒與女性疾病

除了月經之外，其他可能的婦科炎症也經常被忽視。正如我們一直在強調著，風寒入侵到身體任何一部位，都有可能造成發炎或病變，因此女性的卵巢和子宮也是這樣。

初小姐在念北一女的時候第一次來看診，主要是因為她時常犯喉炎、鼻子過敏，年紀輕輕也有頸酸問題，想來也是因為身為北一女的學生課業壓力太大吧！後來我又診斷月經來有血塊，常頭暈、頸酸；主訴：鼻過敏。自九十一年八月初來院治療，斷斷續續治療至九十二年三月二十六日，鼻子及相關喉炎、血塊、頭暈、頸酸均甚少發生，囑其小心忌口，勿熬夜，以上諸症均是鼻症狀群。

另一位年輕的英文女老師，自國中始有鼻過敏毛病，易噴嚏、流鼻水、月經血塊、胸悶等毛病。看診六次後，鼻症狀消失，胸悶不再，再請朋友來同治。還有一位涂小姐，雖然主訴頭痛、胸悶、鼻塞，被診斷出有鼻子過敏和鼻息肉的問題，而無一倖免，她每個月也受月經血塊、腹痛之苦。

由這些病例可知，喜食冰冷的女生不但會影響體質變虛寒，容易感冒或造成鼻炎；這也是為何老一輩會叮嚀年輕女生不要常吃冰。

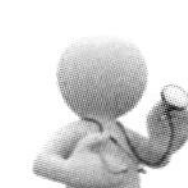

虛寒體質造成的婦科腫瘤

虛寒體質其實也容易罹子宮肌瘤或造成不孕，卵巢水瘤、子宮內膜異位、巧克力囊腫等生殖器系疾病；長期的月經血塊，表示子宮有寒冷瘀血，阻塞月事流暢排出髒血，久而久之，肌瘤會愈長愈大，超過五公分便需開刀拿掉，否則會造成下腹部持續疼痛不適與經來量大。

如果子宮因肌瘤而整個切除，甚至會影響其內分泌，而必需長期補充賀爾蒙，但是若服用荷爾蒙超過三年，致癌的機率便會大升，因此切莫忽視此種症候。

筆者有位榮總心臟科的蘇姓醫師朋友，本身又是分子醫學博士，他的妹妹下嫁加州一位牙醫師，由於子宮肌瘤而拿去子宮，以致長期失眠，身體異常衰弱沒精神，雖看過美國出名中、西醫卻都無法改善，蘇醫師便將我的藥請他表弟帶去美國給她服用，第三天蘇醫師的妹妹便從美國打電話向我太太致謝，說她已可以安然入睡了。

鼻炎、呼吸道過敏這樣的毛病，表面上看來似乎和婦科完全無關，而且耳鼻喉科或家醫科醫師也不會關心婦女朋友的生理問題。對現代許多婦科醫生來說，只要不是癌症或影響性命的大腫瘤，通常都是針對症狀治療與控制，也因此不易有根治的機會。

上帝創造女性，使她們能在體內複製細胞、孕育下一代，自然在設計上會比較精細，也就更需要呵護她們的身體。

聖經上說，上帝在人的鼻孔吹了一口氣，就讓聖靈在人體內運行，自然會有很好的效果。若進去的是風寒，那就會對我們的身體造成傷害，所以希望女性朋友從頭到腳、從心臟到子宮，都要好好呵護，如此才有能力孕育和創造出健康的下一代。

症頭八

過動兒、自閉症真的得吃精神科藥嗎？

過動兒和自閉症原來是過敏

妥瑞症的孩子該怎辦？

許多孩子被帶到我的診所看病，當然也是為了看鼻過敏、鼻塞、易感冒等症狀，我也注意到這些孩子不僅咳嗽久、偶會氣喘，在認真端詳他們後，發現他們通常都坐不住，候診時都在蹦蹦跳跳或大聲吵鬧，家長也心力交瘁。

在我的小病患中有個自閉症的孩子，一歲半就被送到多重障礙啟智班，父親告知其有過敏問題，經常鼻塞，胃口差，多年面黃肌瘦，不欲見人，於是就被判定為自閉症。我研究後發現，這些小病患的過動或假性近視問題，其實都是源於生理上的不舒服。

我們前面提到許多成年患者因腦部含氧量不足容易造成頭暈，造成記憶力減退，注意力不能集中，時常忘東忘西；大人如此，小孩更可能如此，小孩子尤其上課無法專心，以致不想讀書、懶懶散散，回家只想打電玩、看電視而已。

許多孩子被帶到我的診所看病，當然也是為了看鼻過敏、鼻塞、易感冒等症狀，我也注意到這些孩子不僅咳嗽久、偶會氣喘，在認真端詳他們後，發現他們通常坐都坐不住，候診時都在蹦蹦跳跳或大聲吵鬧，家長也心力交瘁。

其實對年幼孩子來說，很難確實表達身體哪裡不舒服，而父母親也很難體會生病中的孩子到底哪裡不舒服，正如許多成人一樣，身體不好，心情就會差，脾氣也就可能會壞一些。

小孩無法如此精確表達需求或忍耐痛苦，唯有透過跑跑跳跳或是找有趣的事情來做，以減輕痛苦或轉移注意力，如此一來，要他們專心坐得住就很難了。

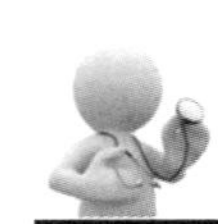

過敏體質造成好動兒和假性近視

聽兒童心智科醫生說，現在國小學童中患有過動症、自閉症或亞斯伯格症之類病症的孩子越來越多，所以兒童身心科往往人滿為患，掛號看診需兩個月前預約，並有很多孩子為了控制過動或情緒問題得被迫服藥一輩子，聽起來還真是可怕；那些職能治療課程或許有幫助，但是進行治療對孩子和父母都是漫長一條路。

管這些心智問題的成因為何，我希望各位讀者朋友，如果你自己或身邊親友有看似過動兒、自閉症等問題或其他學習障礙的孩子，請先別急著帶去看小兒心智科用藥，因為在了解精神科開出來的藥會影響到孩子終生中樞神經問題之前，請先不要讓孩子輕易服藥。

這時我都會建議先治療他們的過敏體質，如氣喘、氣管毛病，待這些症狀消失後，再囑託家長勿食冰冷，通常學習情況很快會好轉。

不知是從前的人比較欠缺這方面知識，還是以前的孩子比較單純，感覺上以前的孩子心智問題沒那樣多。但我覺得和現代許多父母比較起來，過去父母和孩子相處的時間比較長，且眼光和注意力比較會放在孩子身上。現代的父母多半都是雙薪家庭，各有各要關心的事業領域，育兒之事也多半交給保母或老人家，很難對小孩子在成長過程中的細微變化或身體反應及時做好因應，所以只能感冒帶去看感冒，頭痛帶去看頭痛。

許多西醫師不太明瞭過動兒的原因機制，事實上，過動兒大部分與過敏息息相關（妥瑞氏症候群），如有些孩子時常坐不住，嘴巴一直碎碎唸，上課無法專心聽課，東摸摸西摸摸，就是不能專心做完一件事情。

由於敏感的鼻子阻塞，頭部的氧氣無法上升到眼部及腦部，此乃不止頭部缺氧，更缺乏中醫所謂的清陽之氣，也因此易使兒童眼睛有假性近視，或罹患近視；同樣地，只要過敏得醫治，兒童的過動也能隨之被糾正。

在我的小病患中有個自閉症的孩子，一歲半就被送到多重障礙啟智班，父親告知其有過敏問題，經常鼻塞，胃口差，多年面黃肌瘦，不欲見人，於是就被判定為自閉症。

經我自九十一年起治療至九十二年底共二十五次，鼻子症狀均消失，胃口變好之後，自然吸收了養分，發育也改善了。如此一來自閉症有進步，與人的互動能力也隨之提升。另外一個孩子是因為一家人均來看病，爸媽說他自小鼻炎、過敏、皮膚癢、多夢、賴床、精神不集中、不喜歡讀書。在經過診治十二次後，鼻過敏症狀消除且不再復發，不作夢、不賴床、不倦怠。

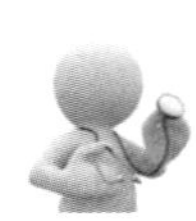

亞斯伯格症患者的身體密碼

有個朋友的孩子一上小學就確診定是高功能自閉症，也就是亞斯伯格症。起因是這個孩子雖然很聰明，生活自理也還可以，卻不喜歡與人往來、容易被激怒，久而久之就乾脆自己玩自己的，因智商極高而識字得早，自然就很容易沉醉在自己的知識世界中、不想理會人；也因為不被了解而時常和同儕起衝突，自然被冠上情緒管理欠佳的帽子。

後來才發現，這孩子其實是不足月的早產兒，嬰幼兒時期就常為了呼吸道疾病所苦，因身體不好耐力差，身為早產兒在學校中要跟上足月才出生的同儕學習互動，永遠都只能慢半拍，也因此以發脾氣來表達自己累了。

於是他的母親決定放下工作，先在家裡休息大半年，親自在家教育並照料他每一個生活細節，先從身體好好養起，親子關係也變得不那麼緊繃。接著把孩子轉到校風較輕鬆、人數較少的小學校，因身體大有改善，情緒管理也較能自我控制；小班制也讓老師對學生提供更多關心，所謂的自閉症症狀完全都改善了，而這個孩子專注的特色反而成為學習課業的強項，自然找回許多自信。

筆者臨床歷經這麼多的小病患，我深深發現這些小病患的過動或假性近視問題，其實都是源於生理上的不舒服，因此我們一定要好好為這些國家未來主人翁認真調養身體。身體好了精神自然好，也就不需要看小兒心智科。而照顧孩子的身體，除了多陪伴多關心外，能仔細照料孩子生活上的每個細節，包括飲食、起居、運動、活動安排等，只要不讓他們冷到熱到，能夠吃得飽睡得著，自然就能在身心雙方面都獲得健康狀態。

誠心呼籲父母們能多關注家中孩子，而不是孩子出了問題再帶去看兒童心智科專家，孩子是上帝賜給我們的禮物，我們有義務好好照顧。無論你的孩子是自閉或過動，先專注在他們的身體健康，並找出親子互動的最佳默契，你就會發現上帝為你所創造的孩子是如此特別、如此獨一無二的珍貴，將來也必有他們的用處，你就有自信知道該給孩子怎樣的教養和去哪裡找資源，如此還需要急著去問心智專家給孩子吃什麼藥嗎？

症頭九

兒童偏食只是因
為腸胃不好嗎?

兒童偏食也是病

有許多來看診的孩子其實都罹患過敏性鼻炎多年，常流鼻水、打噴嚏、鼻塞，精神集中、上課不能專心、記憶力減退等症狀。但是你會發現他們在天氣冷的時候不喜歡添衣服，且還喜食冰品、炸物，火氣大、多夢並賴床。這些孩子大概平均只需要治療六星期，每星期給藥一次，至最後給藥時，鼻炎症狀均消失，囑勿再多食用冰品、炸物，避免復發。

過敏兒的特色除了經常感冒、咳嗽和鼻塞，當然在上一章中我們已經了解到會影響的一些精神或心理層面，然而大家也忽視了現代很多孩子挑食，其實也是因為過敏所致。

許多小兒科專家呼籲，為了不讓孩子挑食，從嬰幼兒就該訓練養成正確的飲食習慣，從挑選食物到各種菜色的配置，但實際上許多年輕媽媽仍為此所苦。有時看孩子對食物不感興趣，有時又擔心孩子不吃青菜甚至會挑食。同樣地，大部分的父母或許會為了孩子健康和疾病問題請教小兒科醫生，絕不會為了孩子挑食的問題去問醫生，因為大多數西醫和現代的營養師都會把這類的問題歸咎於飲食習慣和營養知識。

在這一章，我要為我們國家未來主人翁好好請命，如果你的孩子有偏食或厭食問題，那就得好好去看中醫了。

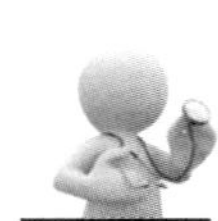

過敏兒與腸胃問題

有許多孩子的過敏症狀不明顯，或是父母沒有注意到孩子有過敏體質。但過敏造成各類問題已經潛伏於體內許久，因此呼吸道的嗅覺及味蕾細胞的敏感性一定會下降，以致許多過敏兒童會有挑食毛病，即使兒童一頓飯能吃下許多食物，只要是挑食，便可斷定是腸胃系統不良。

此外，不管大人或孩子，似乎有很多人喜歡冰冷飲料，若只喜歡吃冰冷食物者，因考慮到過敏者肝火、胃火均旺，若不食冰冷之物，似乎無法降低體內火氣，然而此舉卻會造成惡性循環，因體內本就有風寒，加上冰冷之物刺激及累積，使情況變得更嚴重而複雜。

有許多來看診的孩子其實都罹患過敏性鼻炎多年，常流鼻水、打噴嚏、鼻塞，精神集中、上課不能專心、記憶力減退等症狀。但是你會發現他們在天氣冷的時候不喜歡添衣服，且還喜食冰品、炸物，火氣大、多夢並賴床。

這些孩子大概平均只需要治療六星期，每星期給藥一次，至最後給藥時，鼻炎症狀均消失，囑勿再多食用冰品、炸物，避免復發。

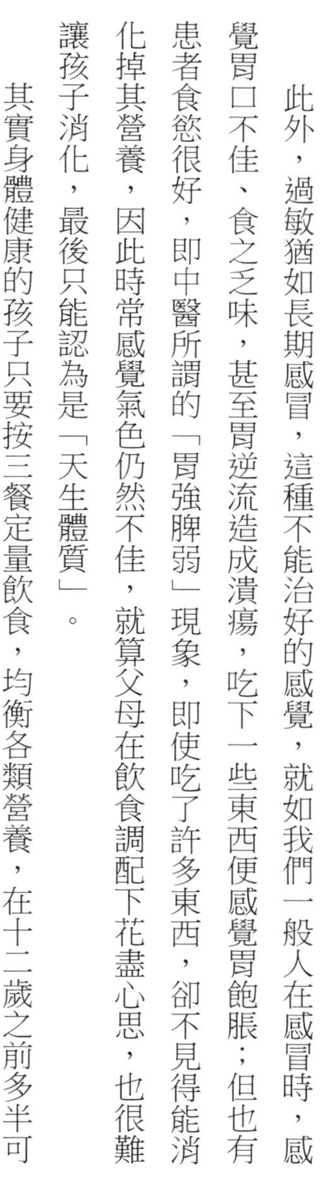

此外，過敏猶如長期感冒，這種不能治好的感覺，就如我們一般人在感冒時，感覺胃口不佳、食之乏味，甚至胃逆流造成潰瘍，吃下一些東西便感覺胃飽脹；但也有患者食慾很好，即中醫所謂的「胃強脾弱」現象，即使吃了許多東西，卻不見得能消化掉其營養，因此時常感覺氣色仍然不佳，就算父母在飲食調配下花盡心思，也很難讓孩子消化，最後只能認為是「天生體質」。

其實身體健康的孩子只要按三餐定量飲食，均衡各類營養，在十二歲之前多半可得臉頰豐潤、精神飽滿，如此才能在體內儲備足夠的養分和能量，累積將來成長的基礎。因此，孩子身體養好了才會有健康的食慾，也才能長得高大健壯，奉勸各位家長請務必好好重視孩子挑食的問題，治好過敏體質才能真正解決問題。

症頭十

乾眼症、

乾眼症怎麼看眼
科也看不好啊!

青春痘和

一直看皮膚科，
痘痘都沒好……

皮膚病

許多人看起來沒什麼病痛，也不知道自己有過敏體質，但是也不知道為何，一年到頭眼睛像小白兔一樣紅紅的，也可能是患有慢性結膜炎。殊不知其實慢性結膜炎正是結膜的過敏現象，可與鼻過敏同時治療。在中醫學理中，是把乾眼症視為肝腎陰虛的現象，一個人睡眠差，才是乾眼症的重要原因，常因治療過敏過程中，許多病患的乾眼症問題也自動消失。 此外，皮膚科會常見的青春痘，其實也是過敏體質的表現。

我們常聽人家說，一個人身體若是健康，看起來就是容光煥發、氣色紅潤，因此身體健康和外表氣色、皮膚狀況絕對是成正比的。

眾所皆知，過敏體質會表現在呼吸道系統和皮膚系統，然而多數以為皮膚敏感或長癬紅腫之類的才算過敏體質，事實上，過敏也會出現在眼部、甚至皮膚，希望愛美人士也應該注意到，不要只追求臉部或皮膚保養，應該從內到外的健康美才是。

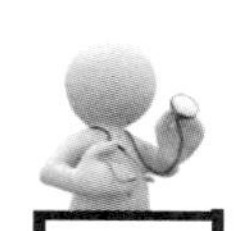

乾眼症其實是肝腎出了問題

先從眼部說起，在中醫學理中，是把乾眼症視為肝腎陰虛的現象，然而筆者卻認為一個人睡眠差，才是乾眼症的重要原因。您想想看，一個年輕人或壯年人應該甚少機會在肝腎方面出問題才是，所以筆者常因治療過敏過程中，許多病患的乾眼症問題也自動消失。

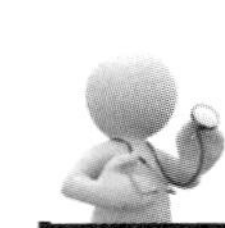

過敏解決了皮膚就會好

此外，皮膚科會常見的青春痘，其實也是過敏體質的表現，臉上青春痘若是異常多且明顯，在青春期似乎無可厚非，但若非常嚴重，便可能是過敏而引起肝火旺、便秘、內分泌失調。常見許多有此困擾的女生都是月經太少或不來所造成，那是因為若月經不行，體內的毒素就無法排乾淨，毒素便被吸收入血流所造成。

中醫學的「肺主皮毛」理論顯示肺與皮膚是相關聯的，因此除非去除過敏性的風寒，否則皮膚的症狀便不能痊癒。

事實上，人類在胚胎時期，我們的呼吸系統（包括肺、氣管、鼻子）與皮膚是屬於同一個胚層轉化而來，亦即中醫所謂「肺主皮毛」的理論。也有許多證據顯示異位性皮膚炎或一般的皮膚病，是由呼吸道的敏感所致；而屬內科的過敏疾病，根本上應從內科藥來治療才是正途,此猶如一棵歷經十多年成長的大樹,你把它砍去整個樹幹，但殘留樹根，它必然春風吹又生地再度成長（你不可能利用外科連根拔除鼻息肉，更何況開刀才亦有許多危險性及副作用）。

症頭十一

正視氣喘

真要跟氣管擴張劑
共處一生嗎?

鄧麗君跟崔愛蓮都死於氣喘，死時都拿著氣管擴張劑的噴瓶，足見氣喘治不好是會致命的；但當我們把過敏治好的同時，只要加些氣喘藥即可把氣喘同時根治了，所以不用再害怕。

前面各章節我們都提到過，當風寒走到肺部和氣管，就會引起傷風感冒。如果感冒一直沒有好，就會影響到氣管和支氣管發炎。

過敏性氣喘以中醫觀念而言，則屬脾、肺、腎三臟腑處於虛弱狀態所致，並由體內「痰飲內停，外感邪氣」而成疾病。

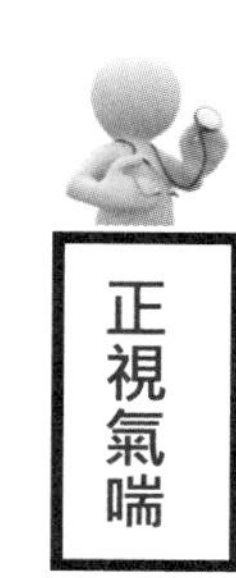

正視氣喘

中醫所謂的「肺主皮毛」指的就是肺部和皮膚也有相關，因此氣管弱的患者如氣喘的患者，也有可能伴隨有異位性皮膚炎或其他症狀。

而內經云「飲入於胃，游溢精氣，上輸於脾，脾氣散精，上歸於肺，通調水道，下輸膀胱，水精四布，五經并行。」因此氣喘病久則會入腎，氣短而懶言；還有也因循環較差影響到手腳冰冷，常見這類的患者小便無力或頻尿。

因此關於氣喘醫治的原則就是：「急者治其標，緩者治其本」在氣喘發作時，需要先求解除危機，然後再針對病患的體質來做根本的調整。

按照醫學學理來看，支氣管慢性發炎的原理就像皮膚外傷發炎一樣，如果一直沒有痊癒，傷口就會反覆發炎。當支氣管一直處於發炎狀態，遇到刺激就會很容易反應過度。就像未痊癒的傷口又被刺激一樣，身體會自動分泌更多的黏液，於是患者就會咳個不停。

我們的身體為了不讓發炎的支氣管繼續受到外界刺激，為了保護支氣管，支氣管壁的擴約肌便會自動收縮，這會讓呼吸道阻塞更嚴重了，產生喘鳴、胸悶和呼吸困難等症狀，這就是常見的氣喘發作的原因。

氣喘西藥的危機

但是為了解除危機，目前氣喘的治療強調早期使用吸入型抗發炎藥物（如：吸入式類固醇）以控制氣管之發炎反應，而需要時才使用短效支氣管擴張劑，以緩解急性支氣管收縮，或者用於預防運動引起的氣喘。

我們會發現西醫常常會對氣喘或是感冒支氣管炎的患者，提供支氣管擴張劑，目前氣喘用藥主要分為症狀緩解劑（有症狀時短期使用）和疾病控制劑（預防性長期使用）二大類：所謂的症狀緩解劑含了交感神經性支氣管擴張劑、抗膽鹼激素支氣管擴張劑，其經由支氣管擴張的效果，緩解病人呼吸困難、胸悶、咳嗽的症狀。

一般而言作用快且效果佳，但對疾病本質沒有根本的療效，應被視為急性治療藥物。

希望能支氣管被阻塞的情況被打通，殊不知這樣反而更傷害我們的氣管壁。使用支氣管擴張劑越多，氣管的自主括約肌便會鬆弛，缺乏彈性。

此外，使用根交感神經性支氣管擴張劑使用後，會造成可能心悸、心跳加速、手抖等副作用。而另一種抗膽鹼激素支氣管擴張劑使用後，也可能造成口乾、便秘、尿滯留等副作用。

更可怕的是，有一些抗發炎藥物(類固醇)使用後，可能會造成月亮臉、水牛肩等。其他相關支氣管擴張劑也可能會有噁心、心跳加速、暈眩等副作用，因此用藥不可不慎。

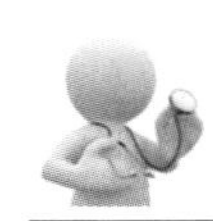

體質好過敏原就不怕了

此外現在很流行所謂的氣喘或皮膚疾病的過敏原測試，除了引起過敏源食物外，還有花粉、灰塵、冷空氣、塵蟎和 PM2.5 等。甚至要求家中需要用防蟎寢具或家具，還有空氣清淨機等來防止過敏。

這樣對患者和家人而言都是非常不方便的，因為離開了家裡，所有的公共場合、學校、辦公室，甚至大自然戶外環境，仍存在著種種看不見的過敏原，包括不可避免的空調、冷空氣和 PM2.5 等。

所以回到我們的初衷，過敏是一體全身的疾病，發作的徵兆只是因風寒入侵有所不同而有不同症狀，也就是西醫所謂的不同的病症。

我們要做的不是只有避開過敏原，而是盡力將體質調整好，如此便不怕過敏源，患者也可以恢復如常的生活。

鄧麗君跟崔愛蓮都死於氣喘，死時都拿著氣管擴張劑的噴瓶，足見氣喘治不好是會致命的，也看出靠著氣管擴張劑過日子也不是辦法。因此與其說是治療氣喘，我們應該就是治癒好過敏體質。

當我們把體質調養的同時，只要加些幫助氣喘緩解的中藥，即可把氣喘徵狀同時根治了，所以不用再害怕。

第貳篇　求學經歷及創新的源起

我之所以立志從醫，起源於我也是過敏體質。過去患者和護士都戲稱我熊貓醫生，正是因過敏體質引起的黑眼圈。早年生活在小康之家，家父是小學老師，當時的老師薪水微薄，不似今日；家中排行老大，下有三個妹妹及一個弟弟，以今日的家庭而言，可算是一個蠻大的組合，因之食指浩繁，家庭開支甚鉅，自小即體弱，四十年代因沒有健保，所以看醫生、生病均被視為奢侈的行為，時常生病，對家庭而言也算是相當大的負擔。問題發生了，如果生了病看好了就沒話說，然而我的病卻感覺老看不好，不管服了什麼藥、看了什麼出名的醫生，有時就感覺好一些，不吃就又來了，如此困擾了我的早年生活不知凡幾；父母除了花費無數金錢、時間來陪我看病，也莫可奈何。

四零年代的人們大都只顧生活就來不及了，對於醫學方面的常識也甚缺乏，不似今日媒體如此發達，傳播各種知識甚快，因此當時人們的知識水準都甚低微，以我那時的處境而言，實在是束手無策。

早年的我自己也不知身患何病，只覺早上容易打噴嚏、流鼻水，上課時不能專心、老是心不在焉。祖母常跟我說，早晨天氣較冷，所以一起床就要多穿衣服才不會著涼，因此我每晨起有挑食的毛病，對於某些東西特別偏好，其他的東西則沒有興趣；如今回想起來也是因腸胃機能作怪所致。

小學六年的生活中，因為我很用功，而且從三年級就開始補習，每日的功課壓力就很重了，根本沒有時間去玩，家裡經濟不甚寬裕，然而在我家隔壁的醫院卻是相當富有，每次我在洗澡時，就常聽到隔鄰的鋼琴聲，那是鄰居小兒科醫生的女兒在彈鋼琴，歌聲優雅，繞樑三日不絕於耳。我時而幻想著，有朝一日我也要成為一名醫生，不但可以幫助自己、幫助別人，而且可以讓家裡過好的生活。

第一章　熊貓醫生被耽誤的青春

出身背景

國小畢業後，因為我的努力終於考上嘉義最好的初級中學一嘉中。大家都知道青春期是人生的暴風雨期，那時的我面臨三方面的壓力：第一，自己成長的不適應。第二，課業的壓力。第三，身體過敏的不適，時常打擾著我，讓我不能好好的做功課拼成績。雖然我也有補習三年，但成績只能算是中上而已，在初中畢業那年，我考上了新港高中，這對我來說實在是一項甚深的打擊，因為我知道我必須上最好的高中才能讀醫學院，成為一名醫生。所以，我在失望羞愧之餘，決定再重考一年，以便能上最好的高中一省立嘉義高中。

皇天不負苦心人，在我重考一年的努力後，上帝終於讓我順利考上了理想的第一名高級中學一嘉中。興奮之際也慢慢地體會到，嘉中是以考上醫學院比例高而聞名的，因為中南部人都喜歡當醫生，所以醫學院的競爭相當劇烈；我的內心因而加上更重的壓力，我知道要上醫學院是有相當多的困難與考驗在前頭，等著我去克服。

高中求學的困境

高中生活真的是比以前初中、小學的課業繁重許多，高一還好，到了高二不只課業程度加深，加上父母親感情不順，鬧到後來雙方仳離，此時我的過敏症狀因心理衝擊而惡化，看了許多醫生，也服了許多藥仍不見好轉。每天咳嗽不止，咳到晚上、甚至三更半夜，呼吸困難，吐出的濃痰可用罐子來盛，呼吸時都有咻咻聲響，醫生謂此為氣喘。試了許多特效藥也都時好時壞不能控制。當時又聽我祖母說，氣喘要切斷頭才會好，意思是說一輩子也好不了，讓我心理更加惶恐，也因而我更無心於功課，上課無精打采，成績一落千丈，單親家庭造成子女的傷害慢慢顯露出來，後來我得了憂鬱症，高二那年結束，我竟因多科紅字而被留級。

我心想一切都完了，什麼考醫學院當醫生，一切理想都變為遙不可及的夢想，我陷入黑暗無底的深淵，我開始思想人生的意義到底在那裡？而我底下尚有三個妹妹與一個弟弟，他們的遭遇比我更可憐，這麼小就失去母親，我們五個孩子全部依附在父親的照護下生活。我想，那我乾脆休學幫忙家務好了，反正書我也不想念了。

這段為時一年的休學期間，每天早上我都會拿爸爸給我的菜錢去買菜，並準備飯菜給家人吃。我也利用這段有空的時間到圖書館閱讀有關哲學、心理學、精神醫學、甚至宗教及命理學的書籍，所涉獵均是我所要解答人生問題的標的。如此一年也匆匆過去了，緊接著那一年我又復學重讀高二，然而憂鬱症加上胃病及過敏仍然不斷打擾我身體及精神，使我欲振乏力；如此第三年的高二又被當掉。當時我一直在想我的人生為何如此不如意呢？看看我之前的同學都已經上大學上醫學院了，我仍然一再被當被留在學校，我實在沒有面子再待下去了；突然念頭一轉，我決定轉學插班到台中繼續我的學業，跟爸爸商量之後，爸爸也認為既然書讀不下去勉強也只是浪費時間，所以他也接受我的提議換個環境試試。

很難過的是去台中求學不能再每天買菜煮飯為家庭服務，但我也不能永遠沈淪下去，沒有明天的日子是非常痛苦的。由於沒心情準備插班考試，所以就憑著本身的實力應試，後來好在勉強考上私立宜寧中學，自己打包簡單的行李即北上租屋上課。因為是頭次離家獨立生活，在許多方面都要靠自己去完成，人離了家才知道家的溫馨，家再怎麼不好仍是自己的家，思鄉之情油然而生，心裡落寞，好似無根的浮萍，每日僅以麵食裹腹，然而我發覺自己的胃病卻愈來愈嚴重。

時常感覺肚子脹氣、胃很不舒服，不管飯前或飯後皆一樣，當時的課業壓力即使沒像在嘉中時那麼重，是因為同學們沒像之前的學校那麼認真拼功課；然而，我卻在一次三更半夜的肚痛中驚醒，我整個胃部抽筋似個鐵板，等我同房的同學被我的叫聲嚇醒後，趕緊叫計程車送我到附近的內科診所，診所醫生很明確的診斷是腹膜炎，且必須送醫院緊急開刀，否則後果不堪設想，於是我就被救護車轉送到省立台中醫院急診室，急診醫生下了同樣的診斷，並叫開刀房準備開刀。

我在準備室內吸了一口麻醉藥後便完全不省人事，等我甦醒時，已經在病房，第一眼映入我眼簾的是我的三叔，當時我看到他時心情非常激動，眼眶馬上掉下淚來，我求問他到底發生了什麼事？但我的鼻胃管及腹部的插管阻止我起來，叔叔告訴我整個開刀的過程，並安慰我好好休息不用擔心，等把身體養好再重新來過，就這樣我在病房待了一星期後即回家，並在家休養一個月。

一個月後我整個人胖了十公斤，並且食欲變得異常的好，感謝上蒼讓我從鬼門關前走回來。病養好了之後，我便又回到台中，好在同學們都不太用功，我很快地趕上了他們，更憑著我的埋首書堆，很迅速的闖出名聲，在一本校刊裡即有我的三篇文章發表，我更代表學校參加台中市論文比賽獲得第二名，在班上的成績名列前茅；然而，我並不以此為滿足，我想，在私立學校有好的成績並不見得就能上醫學院，所以我又打算上台北插班以便能順利考上理想的大學。

再赴台北求學

以我在台中的優異成績，在台北的插班考只夠上板橋中學，我想板中再差也算是台北的水準，比較能夠趕上全國水平，所以就進去唸。在板中，由於同學間的水準相似，所以也就能安下心來讀書。但我的胃潰瘍毛病在功課壓力下，仍然一再干擾我的讀書，所以我每讀一小時，就要站著看書，否則胃就會脹痛難過，有時還要到處走走以便讓胃部消化，才能繼續看書。如此，一年又過去了，大學聯考來臨，錄取率百分之二十三，如果要上醫學院更必需在前百分之三之內才有可能，如此劇烈的競爭下，我以二十多分之差落榜了，落榜的我看到專科學校的報名單，本想如果考個獸醫也不錯，但後來想想又放棄了，因為我的志願是當人醫而非獸醫。

我整個高中過程已經浪費我六年時間，所以我就沒有機會再重考了，我馬上面臨的便是當兵的命運。

阿兵哥的兩年軍旅生涯

人家說沒考上大學去當大頭兵是最苦的，會被磨掉一層皮，有的甚至受不了而自殺，心想實在好恐怖！但是當兵是國民應盡義務，我是無論如何都要接受的，所以只好硬著頭皮去參軍，還記得那天因我爸要上班，也是由我三叔帶我去軍隊報到。新兵訓練是痛苦的開始，軍中講究絕對的服從，一個命令一個動作，不得有任何差錯，否則便要被罰半蹲、罰全副武裝跑操場等。經過連續三個月的新兵訓練，我們每一個新兵都變得非常強壯且聽命，可說不折不扣的戰爭機械。

不久，部隊移防到宜蘭，這時日子比較輕鬆，但沒多久又被調往馬祖西引島駐防。由於西引物資缺乏，但軍事碉堡需要不斷建設，以致我們經常要利用退潮的時候到海邊掏沙。遇到退潮的時間是不一定的，不管天熱或天寒，整個人都要泡浸半身在海裡，把沙一包包的掏上岸，在十二月的冬天，溫度接近零度，弟兄們仍得半夜起床，喝些熱稀飯，做些健身操禦寒才能下海，此時會感覺海水有「漆」的一聲，冒出大量白煙，此為體熱與海水交戰而產生；利用軍用探照燈照著漆黑的海邊，有時上岸休息往下觀望，真的像人間煉獄一般。

在當兵中，站衛兵是必需輪流的，不管是輪到白天或晚上，反正輪到就要站，算是蠻辛苦的。但反而在這段期間我的身體被鍛鍊得比較好，而且也有一些時間看書，復習高中時的課業，準備未來的聯考。時間似乎流逝的很快，二年期滿，我就乘軍艦回故鄉，好高興！終於又成為自由之人了。人家說當兵時只剩半條命，這話一點不假，回想這兩年所過的日子，真的不是人過的，好在我終於解脫了。

但重新面對的又是未來的大學聯考，因為我立志要成為醫生的目標還是如此地堅定，我想無論是活到幾歲也必需完成這項任務，否則絕不罷休；於是重拾書本，只是我花了半年的時間，硬是坐不下來，我想大概是由於我在軍中一向不是站著就是走路操練，以致我靜不下心來，這些行為上的改變仍耗費我相當多的時日，我才可以好好靜下心來看書。此時離我考試約有一年的時間，所以，我就上補習班準備考試，這時的身體狀況似乎沒有高中時期那般難過，只是偶爾打打噴嚏、偶爾胃脹氣而已。

重考的日子也是相當無聊，每天除了唸書之外還是唸書，過去當兵數年荒廢的功課，也忘了一大半，只能藉由補習班老師一點一滴的復習回來。其實有段時間因我住在嘉義，所以有半年的時間在山上半天岩廟裡住，練習吃素食，而且環境安靜、空氣清新，是適合讀書的好地方；只是因為吃素對我的胃寒體質不合，常有胃酸逆流現象，所以我才又回家裡繼續重考生涯；如此整整一年的時間的熬煉，我終於考上了高醫的藥學系。

再重考

藥學系對我而言，只是往成為醫生之路上更近一步而已，仍不是我的主要目標；此時剛好有一位以前板中的同學打電話來對我說，他考上了中國醫藥學院中醫系，而且介紹我讀中醫系，因為可以考兩張執照，可做西醫也可做中醫，雙重選擇，只不過過程比較辛苦，修學分比較多而已，然該系的分數比醫學系低，是較易達成為醫生的一條捷徑。我反覆思考，覺得同學所言不無道理，所以第二年的重考，除了填醫學系外，加添一個中醫系，考試結果放榜，我竟然上了中醫系。我甚是高興，許多親朋好友都來向我道賀。

第二章　從西醫走向中醫

由於健康問題的蹉跎，造成我將近三十歲才開始醫學生生涯，在班上也算是第二大年紀的（最老的是一位高醫藥學系畢業當完兵再重考進來的同學），大一新鮮人生活真的是多彩多姿，又是社團又是聯誼其他大學的舞會，忙得不可開交；但到了大二功課就開始重了，由於中醫系是雙主修，因此所有醫學系的學分都要修之外，尚要修許多中醫的學分，五年級之內，前四年的課業異常繁重，有許多教授是從北部南下，因此星期六、日也要上課，幾乎每個月很少有幾天是沒有課的。浸淫在醫學生的重大課程壓力下，每位同學都戰戰競競地在修習浩翰的中西醫學，為的是未來成為一名良醫，以便可以濟世救人，造福社會。

在這段最困難的二到五年級醫學生時期，身體過敏所造成的影響應該是在上課不能專心，也影響了我的記憶力，以及早晨例行的打噴嚏、流鼻水、胃脹等毛病。但為了完成學業也實在沒有心神去注意這些，有時請教學長或老師，他們對這方面也沒有特別的治療方法。只能以西藥的抗過敏藥暫時止住症狀的惡化而已。

到了六年級見習與七年級實習這兩年，慢慢感覺到成為醫生的重責大任，因為我們所面對的是一個生命體，而每一個生命體本身又牽涉到他的家人，如果沒能把一個人的病治好，可能他的家人均要陪著他受苦，而病本身也會影響到他工作的態度與精神，間接也影響到整個社會的運作，甚至國家的富強，所以肩負在我們肩上的壓力也是蠻大的。

從過敏醫學看見中醫

在醫學生生涯中我都很小心留意過敏醫學，中西醫對過敏的看法，以及所使用的藥劑及治療方式，然而，中西醫都沒有一個很好的結論。一直到了我畢業後到花蓮門諾教會醫院及羅東聖母醫院各做家庭醫師一年後，我發覺西醫的特長是救急、救命、開刀、檢查這四項而已，有許多內科慢性疾病大都無法醫治；只能長期服藥症狀治療（治標）、控制病情，而且許多的刀也是在找不到治療方法的情況下去開的，事實上是沒有必要。但是內科慢性疾病在中醫，卻是以整體的觀念在看待，並非頭痛醫頭、腳痛醫腳，因為人體五臟六腑都是相關且互相影響的；譬如說，眼睛的毛病可能跟肝、腎有密切關係，口腔的毛病跟胃及整個消化道（包括肝）都是有連帶影響。所以說，過敏本身應該不是單獨的鼻子問題，應該跟肺及其器官都有牽連。

有了這樣子的思考，我便決定從西醫最弱的慢性病中，找出真正能夠治療各種慢性病的方法，以補西醫的不足。

開業中醫

因為已經當完了兵，所以到中醫院去做了兩年的臨床醫師，便直接在台中市健行路開業中醫診所。有許多朋友問我為何要在離中國附設醫院那麼近的地方開業？如此難保病人會選擇較大的醫院而不會選擇到我的診所。我說沒關係，我是在江邊賣水，只要是大醫院本身有治不好的病例才到我這邊來就夠了。他們都不看好我能在那兒生存太久，然而我卻一直待在那兒總共八年，直到我的家庭發生了重大事件才北上台北就業。

在許多藥方中，一直到十年前左右，才終於在臨床上找到可以將免疫系統、自律神經調節到幾乎正常的藥劑。我發覺科技愈發達，鼻子、皮膚過敏的人非但不減，卻有愈來愈多的趨勢。自從四十多年前發明了電冰箱這個電器後，大人小孩都喜歡吃冰冷的東西，因冰過的飲料喝起來的確令人過癮，也令人舒暢，尤其在夏季大熱天之時，也因為吃冰品的人口直線增加，過敏的患者也隨之上升。

我有一位好朋友，他是上海中醫藥大學的醫學博士（也是中醫師），在他寫博士論文時，曾上網找遍古今中外的資料，他的主題是「過敏與氣喘」，雖然耗時甚鉅，卻找不到一個足以斷絕這兩種疾病的藥方。我想由於古代較沒有所謂喝冰水的問題，因為有關氣管方面的毛病，絕對是和「冰」息息相關。至於台灣方面，台灣兩位最出名的中醫師，他們均是中醫師的老師，也算是「教授級」的醫師，一位是馬醫師，另一位是張醫師，馬醫師有一位親戚給馬醫師看了一年兩個月的鼻過敏，結果仍沒看好；至於張醫師（雖然他可以把癌症治好），本身鼻子也是去開刀割除鼻息肉。我在想，如此看來，不管在中國大陸或是台灣，均是沒有可以真正治療過敏的藥方了，但若如果大陸、台灣兩地均沒有治方，那世界上那裡有比這兩個中醫學重鎮更有辦法的呢？具體地說，世界上本來就沒有根除過敏的方劑。

現代醫學所能提供的治療大部分只是症狀的緩解（不管是外科手術、鐳射、腐蝕療法或內科用藥或找過敏源來對抗均然），很少中西醫師能夠提供永久有效的治本療法，使得許多兒童、青少年甚至老壯人士均受過敏折磨，有許多小孩、成人更因而引發氣喘，以致痛苦不堪，甚至致命。

上帝應許我們每人可以活一百二十歲，但是我們人類能活一百年就算高壽了，這是由於工業愈現代化，世界上的污染也愈嚴重，不管我們吃的魚、肉、蔬菜、水果、空氣、水均難避免，人類如果本身免疫系統不健全，就會很容易遭受這些污染源並累積在體內，慢慢地，一些慢性病、癌症與洗腎，患者不只愈來愈多，也愈來愈年輕化。據統計，十多年前的癌症比例僅占總人口十分之一，然如今卻已佔了近三分之一；洗腎人口在台灣最近十年也增加了十倍；慢性病更不用說，現在的年輕人有許多是高血脂、高尿酸、高血壓、糖尿病，甚至二十幾歲就中風的也時有耳聞。一方面飲食的西化、吃冰，各種污染源（包括防腐劑、農藥、化學色素、人甘調味料、重金屬等），造成人體不斷受到攻擊，如果本身再沒有一個強健防禦系統可以排除這些壞因子，可難保下一個受害者不會是您！

事實上，人類在胚胎時期，我們的呼吸系統（包括肺、氣管、鼻子）與皮膚是屬於同一個胚層轉化而來，亦即中醫所謂「肺主皮毛」理論；因之異位性皮膚炎或一般的皮膚病，也有許多證據顯示是由呼吸道的敏感所致。而屬內科的過敏疾病，根本上應從內科藥來治療才是正途，此猶如一棵歷經十多年成長的大樹，你把它砍去整個樹幹，只要有樹根的殘留，它必然春風吹又生地再度成長（你不可能利用外科連根拔出鼻息肉，更何況開刀亦有許多危險性及副作用）。

筆者在歷經近二十年的專門臨床與特殊治療經驗中，以西醫的致精細微配合中醫的宏觀，累積五千例以上治癒的成功病例，目前可謂鼻子的過敏百分之八十以上均是可以由特定的中藥草本來根本治療；這些寶貴的臨床成果，筆者想提供予社會一個祛除頑疾的機會。

第三章　過敏體質如何上身

看過了以上許患者的病史，我們便可知道，過敏並非只是鼻子或呼吸道系統的病徵。以中醫理論而言，「風（寒）為百病之長」、「肺主皮毛」、「風傷肝」等，在在說明了風寒足以引起一系列的症候群（*syndrome*），現在就讓我們一起回顧和重整在第一篇中出現的風寒影響過敏體質，就由頭部開始談起：

A．**頭痛、頭暈**：因風寒上擾清陽，病人常會有偏頭痛或頭部其他部位的頭痛，此外，由於鼻塞、鼻息肉等造成氧氣不足，頭暈也是常見的症狀，在密閉空間，如辦公室、百貨公司等，因為頭暈所造成的記憶力減退，注意力無法集中、常忘東忘西，小孩子尤其上課無法專心，以致不想讀書，懶懶散散，回家只想打電玩，看電視而已。

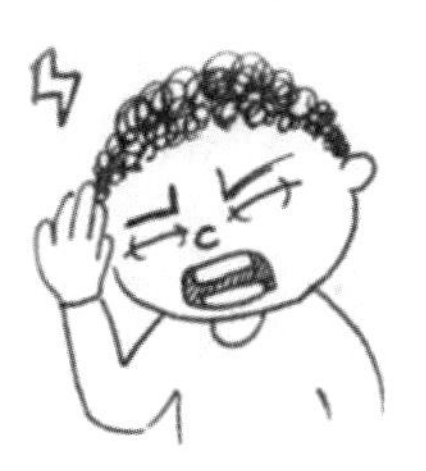

B・**黑眼圈**：大家都知道黑眼圈是睡眠不足產生，過敏性患者因氧氣不足睡不安穩，以致形成淺眠狀態，早上易賴床、白天沒精神想打瞌睡，眼睛周圍的血液循環不好，而變成熊貓眼。

C・**失眠、睡眠呼吸中止**：因鼻息肉，鼻塞所造成的氧氣不足（有時患者自己因只有部分鼻道狹窄而不自知），使人在半夜會突然驚醒，認為自己沒有在呼吸，或經常性做惡夢，長期下來便導致慣性失眠，有時連服安眠藥仍無效；休假日沒事做，就會想睡大頭覺，更有些人自覺一覺到天亮，但白天仍要打嗑睡，沒精神樣，若中午不小睡片刻，下午真的很難有精神辦公，這些都是因為眠淺或作夢造成的。

D・**鼻過敏**：有些人雖然過敏，但卻沒有打鼻涕、鼻塞、流鼻水等典型症狀，但是他們卻經常有痰，並且造成咳嗽，此乃因鼻涕倒流 所致。有些醫生不察，僅給予化痰、鎮咳的藥物，只能暫時治標；根本治療應在於防止鼻涕的倒流，才能解決咳嗽的問題。

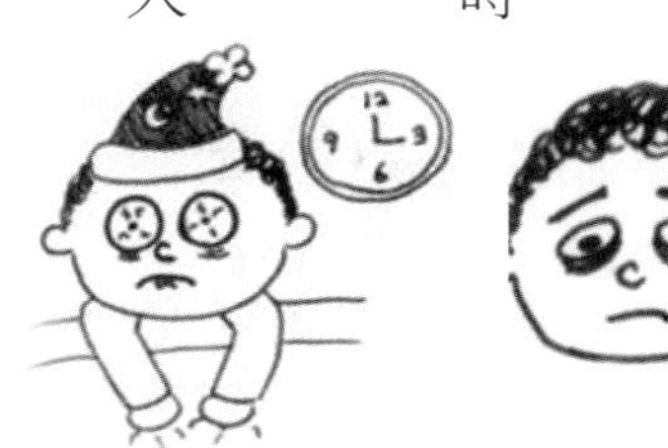

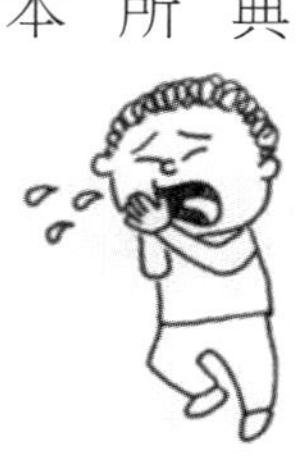

E．**慢性咽喉炎、氣喘、中耳炎**：長期地鼻涕倒流會刺激耳咽管，引起中耳炎、扁桃腺腫及淋巴腺腫大的現象，如果是老師或演說家，因長時間使用喉嚨，便易造成聲音沙啞，甚至聲帶長繭，如果不去除鼻涕倒流現象，即使開刀割去扁桃腺（人體的免疫器官，細菌病毒入侵的警告器），也只是造成沒有扁桃腺，所以看不到發炎腫痛，但事實上疾病仍然存在，卻反而失去了一道免疫防線。同樣的，而喉頭長繭也會再生，甚至恐因開刀不慎割到喉返神經，造成終生的沙啞的遺憾。

F．**青春痘**：臉上青春痘異常多而明顯。青春期長青春痘似乎無可厚非，但若非常嚴重的話，便可能是過敏造成肝火旺、便秘、月經太少或不來，使得體內毒素未排乾淨而重新被吸收進入血流所致，導致臉上出現異常嚴重的青春痘。

G．**口臭**：過敏患者因胃火、肝火旺而易生口臭，影響人與人之間的社交關係。

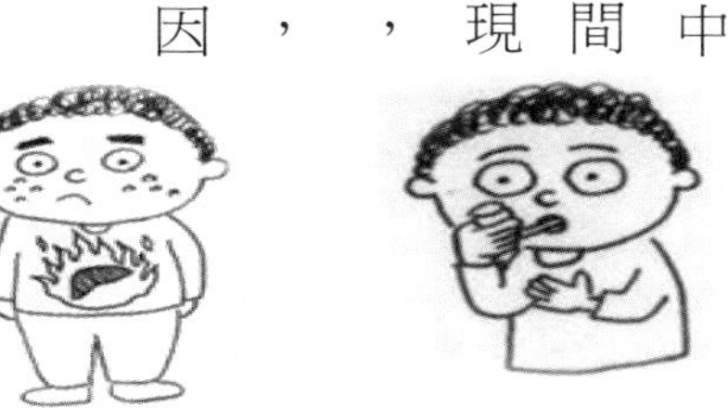

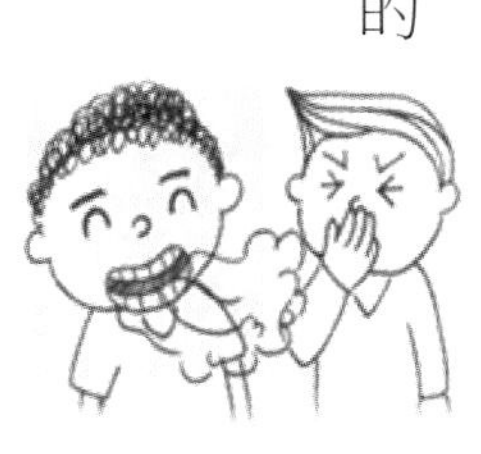

H・乾眼症、慢性結膜炎：一般中醫視乾眼症為肝腎陰虛的現象，然而筆者卻認為一個人睡眠差，才是乾眼症的重要原因。試想，一個年青人或壯年人應該甚少機會肝腎方面出問題才是，所以筆者常因治療過敏患者過程中，其乾眼症便自動消失；此外，常常動不動就一直眨眼睛也會影響美觀。慢性結膜炎乃是結膜的過敏現象，可與鼻過敏同時治療。

I・甲狀腺功能過高、過低：當一個人睡眠品質不良，又有龐大外在 壓力時，此時唯有提高腎上腺或甲狀腺的分泌來應付外界壓力，如此才能適應工作環境。

J・憂鬱症：以前有位倪姓藝人，泡泡眼睛一看就知是睡眠不良，他在外面有兩位女人的戰爭，媒體又報導他的家醜，長期在內外 迫的情形下，最後選擇結束自己生命，實在太可惜；只要能把他的失眠治好，讓他有能力來應付外面世界的壓力，那他就不會憂鬱，更不會自殺了。此種失眠常常是與過敏息息相關的。

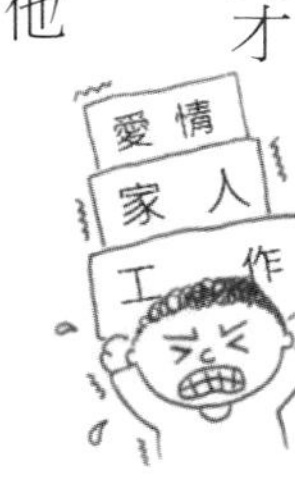

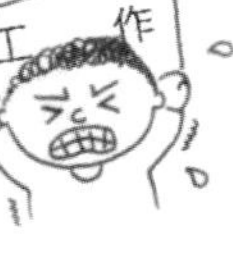

K・頸酸、肩膀酸：因風寒長期停滯於風府、風池這二個穴位，因此許多到中醫診所來推拿的患者，十之八九是來推拿這個部位的。頸肩酸是近代人的文明通病，有時因長期看電腦或高血壓造成，但大部分與風寒脫不了關係。長期的頸肩酸，會造成頸部長骨刺，壓迫臂叢神經，以致有五十肩、手臂酸痛、手指酸麻、板機指等現象。當然治麻之法也可以透過針灸來刺激長骨刺的地方，使氣血暢通，軟骨萎縮，整個手臂便可恢復正常；如果勉強去開刀的話，此部位接近脊椎上段及生命中樞的延腦，若手術不慎，可能會造成下半身部位的麻痹、全身不能動彈等嚴重後遺症。

L・過動兒：有些孩子時常坐不住，嘴巴一直碎碎唸，上課無法專心聽課、東摸摸西摸摸，就是無法專心完成一件事。許多西醫師不太明瞭過動兒的原因機制，事實上，過動兒大部分與過敏息息相關（妥瑞氏症候群），由於敏感的鼻子阻塞，頭部的氧氣無法上升到眼部及腦部，除了頭部會缺氧，亦會缺乏中醫所謂的清陽之氣，因此容易造成兒童眼睛假

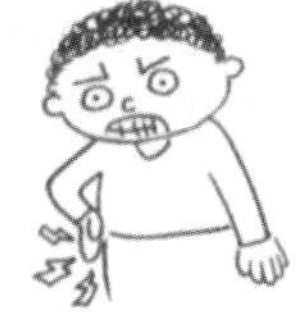

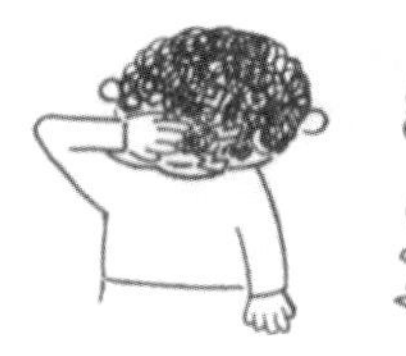

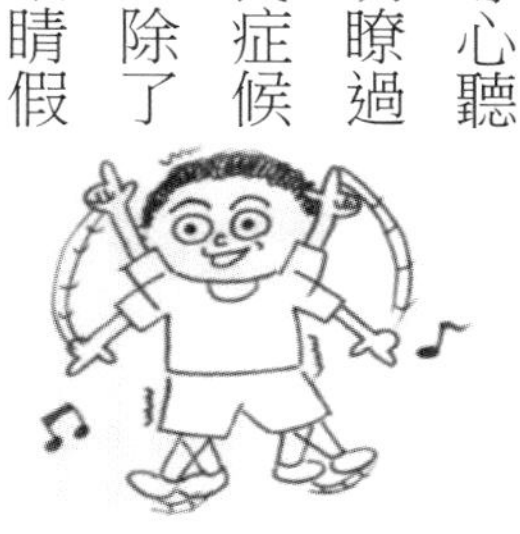

性近視，或罹患近視的風險。同樣地，只要過敏得以醫治，兒童的過動症向也會被導正。

M・呼吸中止症、**打鼾**：由於呼吸道長期因發炎而黏膜腫脹、有鼻息肉或懸壅垂腫大，夜間睡眠時易阻塞呼吸道，造成上呼吸道的閉塞性缺氧。

N・偏食：過敏會造成呼吸道的嗅覺及味蕾細胞的敏感性下降，以致許多過敏兒童，會有挑食的毛病；即使兒童一頓飯能吃下甚多食物，只要是挑食，便可斷定是腸胃系統不良。

O・口舌乾燥：過敏者肝火、胃火均旺，若不食冰冷之物，似乎就無法降低體內的火氣，然而，此舉卻會造成惡性循環，因體內本就有風寒，加上冰冷之物的刺激及累積，變會使情況變得更嚴重而複雜。

P・梅尼爾氏症候群：此症乃由內耳半規管淋巴循流不正常所致，由於耳鼻喉是相通的，所以必然會互相影響。曾有位溫姓建築師患此症多年，每次出門都需由太太攙扶才敢出去，雖看過許多名醫，做過甚多檢查也無

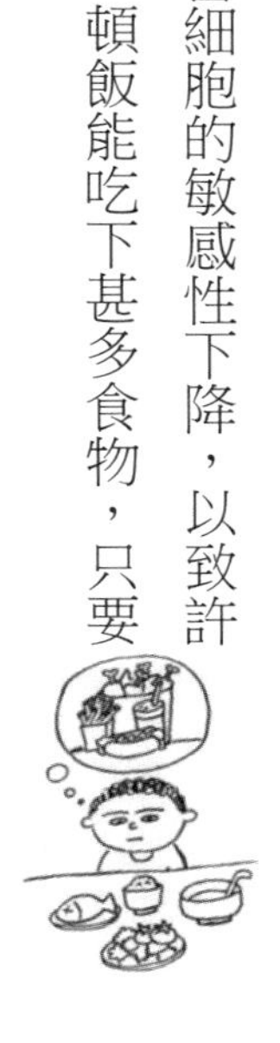

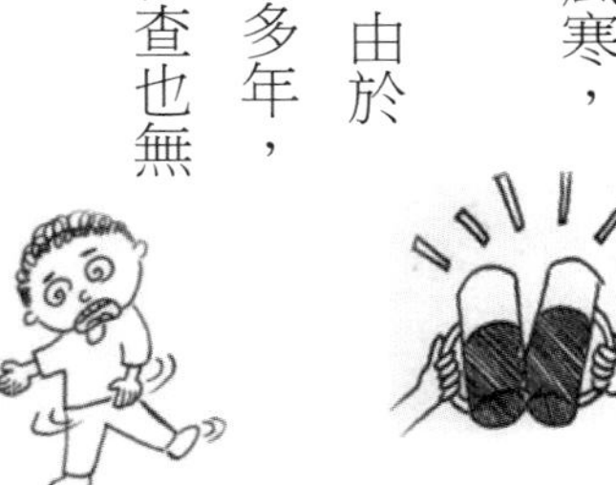

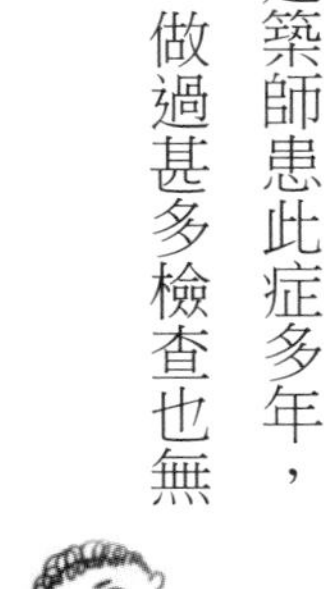

法治癒，為此相當苦惱。後經朋友介紹來筆者處看診，結果二個禮拜即不見人影；一個月後，他又介紹病人來，我問他是否恢復正常？他很愉快地說，服藥二週就有信心飛加拿大看他的留學生兒子，一了他的心願。

Q‧**胸悶、心悸**：氧氣不足就會胸悶，特別是有憂鬱症的患者，心中猶有巨石壓在胸前。此外，心臟因為缺氧會導致心跳加快，以獲取更多氧氣，日子久了，還可能發生心律不整現象。長期過敏所造成二尖瓣、三尖瓣脫垂也是常見症狀。

R‧**疲勞感**：這是過敏患者的通病，因淺眠會造成白天易倦，中午若未午睡，更會明顯影響下午精神。常有患者抱怨說，整個人渾渾噩噩、有許多人生目標卻是心有餘而力不足。這讓我想到六年前有位財政部的張姓長官，因常要主持國際會議而又沒有精神，只能禱告尋求神的力量支援，因而心灰意冷想提早退休，有位弟兄介紹他來我這裡，張先生說他從小到大都是第一名畢業，因此看 病也是只看各大醫院的名醫師們，然而諸名醫卻讓他失望；他的身體，我用三個月完全醫好，本來檢驗報

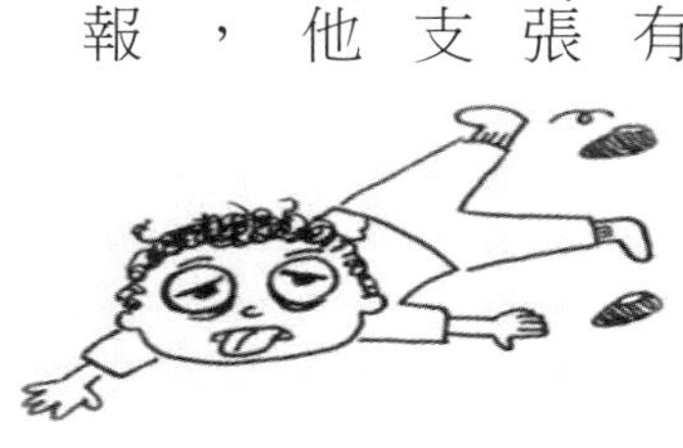

告是滿江紅，治好後竟變成全藍，這位張姓長官在驚喜之餘，每年九月底都會帶二盒蛋糕到我家為我兒子女兒慶生（筆者一對兒女生日皆在十月一日），更介紹了他的屬下至少五十人到我這兒看病。

S・**胃脹、胃酸逆流**：過敏猶如長期的感冒，這種不能治好的感覺就像一般人在感冒時，感覺胃口不佳、食之乏味，甚至胃逆流造成潰瘍，吃下一些東西便感覺胃飽脹感；但也有患者食慾很好，即中醫所謂的「胃強脾弱」現象，即使吃了許多東西，卻不見得能消化掉其營養。因此時常感覺氣色仍然不佳。

T・**月經血塊或來時不順、下腹脹痛**：此為喜食冰冷的女性常有現象，易罹患子宮肌瘤，或造成不孕、卵巢水瘤、子宮內膜異位、巧克立囊腫等生殖器相關疾病。長期的月經血塊，表示子宮有寒 冷瘀血，阻塞月事流暢排出髒血，久而久之，肌瘤會愈長愈大，超過五公分便需開刀拿掉，否則會造成下腹部持續疼痛不適或下血不止；若子宮因肌瘤必須

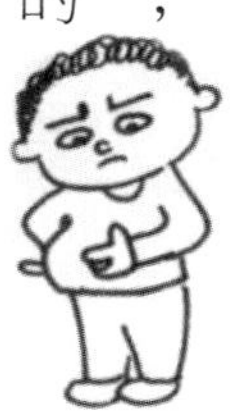

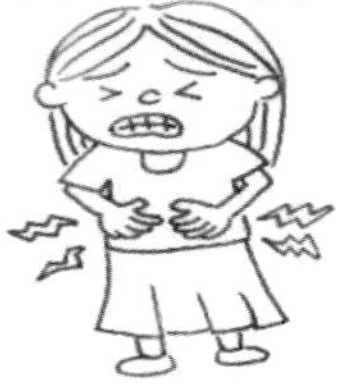

整個切除，甚至會影響其內分泌，因而必需長期補充荷爾蒙，但若荷爾蒙服用超過三年，致癌機率便會大升，因此切莫忽視此種症候。

U・**頻尿、尿失禁**：中醫學有所謂「風為百病之長」，風寒長期存在身體內，會影響五臟六腑的運作，如果它停留在膀胱，那膀胱的敏感性便會提昇，以致會有頻尿甚至尿失禁的現象。

V・**排便不良**：風寒影響腸胃，除了會造成胃脹，小腸的吸收會不好，吃了許多東西，仍感到飢餓。若缺少一些必需維生素、礦物質，甚至稀有元素，典型的症狀即是便秘或常拉肚子，吃了軟便 藥也只能暫時治標而已。

W・**四肢厥逆、手足心熱**：所謂四肢厥逆就是四肢冰冷，尤其女性一到冬天更為明顯，我還時常見到即使夏季手足都仍然冰冷的女性。至於手足心熱，則是肝火旺盛所造成，過敏者身體呈酸性體質，肝的代謝受影響，常有肝火導致的易發脾氣、沒耐心做事等狀況。

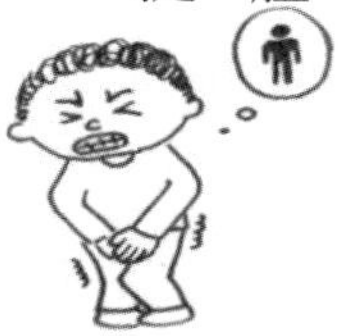

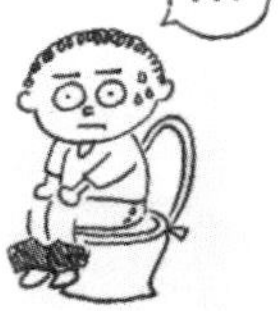

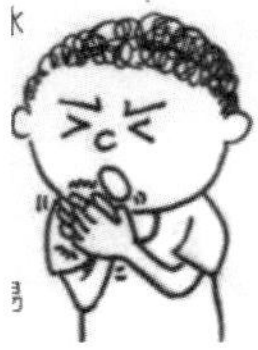

X・異位性皮膚炎、蕁麻疹、皮膚癢：中醫學的「肺主皮毛」理論，既是同樣由胚胎外胚層發育出來的器官，顯然的，呼吸器官（包括肺、氣管、鼻子）與皮膚也是彼此相關聯的，因此除非是徹底 去除過敏性的風寒，否則這些皮膚症狀便不能痊癒。

Y・易感冒、易中暑：由於免疫系統能力下降，以致身體失去抵禦外侮的功能，加上本身對溫度的調節不良，因此患者長期處在感冒或中暑的狀態，以致睡眠不佳、沒有體力、精神不振、工作倦怠、讀書無法專心。

Z・易脫髮：雖然不是每一個過敏患者皆易掉髮，只是他們自己在洗髮時，會發現脫髮速度變快，以致內心不免憂心將來會變成禿頭一族。

以上乃是筆者二十年來研究及治療過敏患者的心得報告，字母從A至Z有二十六個，顯示過敏患者連帶的疾病症候群是多麼廣泛。有許多患者及專家常對我提出質疑：認為我在誇大過敏涵蓋的範圍；然而，我所歸納出輔助該病的保健品

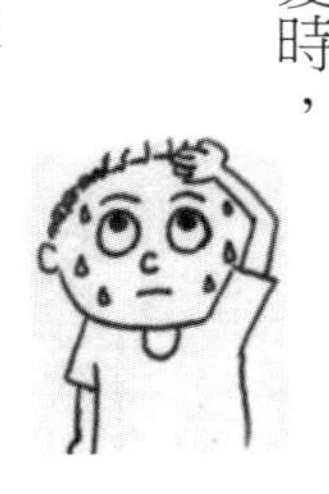

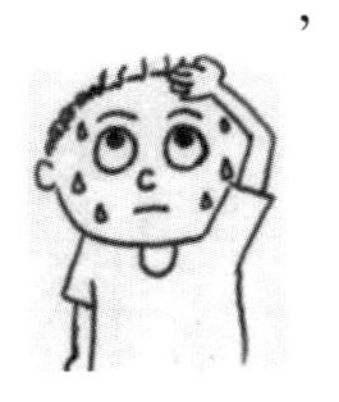

「調體適」，對於上述所有症狀卻能同時一併去除，該保健食品的最大作用便在於此。

一般我們用藥，如果能夠針對某一病症或某一臟器效果明顯即是非常難得，很少有一種藥竟然可以一併消除全身上下許多症狀。此外，長達三十多年的臨床經驗中，筆者發現有百分之八十以上的患者可以痊癒，所謂的「痊癒」即是可以不用再服藥至少維持五年以上，許多人的人生也因此變為彩色。

第四章　慢性鼻竇炎的人生

九十三年十月中旬自由時報學者指出，氣喘為僅次於癌症的國人第二大死因，每年死於氣喘的人數約二十多萬人，每年過敏的治療耗費健保費用超過五十億元，氣喘的來源乃百分之百來自過敏體質無法醫治所造成。

以此看來，氣喘造成全世界醫療資源的損耗不知有幾兆元，多少家庭因此而破碎、許多國家精英人才（如鄧麗君、崔愛蓮）也因此折損，過敏市場大得驚人，可是中西醫師真正能治好的，卻又少之又少。您相信嗎？許多名醫本身都是過敏患者，據臺大醫師王群光在他的書中所發表的數據，台灣人百分之九十以上是過敏體質，只是大多數人都不知道而已，而且大部份的疾病與過敏息息相關。

四周環海的台島地區處於亞熱帶，空氣潮濕且悶熱，患鼻病者眾多，因為鼻黏膜是呼吸的第一道防線，與外界濕熱空氣相接觸，日久積郁，鼻黏膜易產生特異化或病變，而造成許多鼻腔疾病，如鼻黏膜炎、鼻竇炎、鼻息肉、過敏性鼻炎、肥厚性鼻炎、萎縮性鼻炎、鼻蓄膿等多種，罹患上述某些症狀的人口比例幾乎占了全國六至七成。

當中的過敏性鼻炎，佔鼻病中非常大的比例，罹患此病者常突然與反覆性發作，以鼻塞、鼻癢、狂嚏、連續且劇烈的打五至十多個噴嚏，噴嚏又時常伴隨清涕滂沱；這種鼻病常使人注意力無法集中，症狀嚴重者更造成學習能力、工作能力大為下降，讓人苦惱。古人對這種鼻病也有認識著墨，如明代醫家張路云：「鼻鼽，鼻出清涕也。」並有論治的處方，然多以風寒論治；藥以溫散，有效，亦有不效者也。近賢已故上海名醫惲鐵樵先生，認為此病係肺有郁熱，每當早晨從溫暖被窩起床，如遇到外界的冷空氣，則噴嚏連連、鼻出清涕，此乃肺熱與外冷，彼此冷熱相搏而產生的格拒現象，這時不能誤認為寒症；若誤服溫散或補藥，愈補反而愈糟。

九十高齡的名老中醫馬光亞教授，則依體內經脈運行的道理論治，因為十二經脈運行，夜晚十一點到凌晨三點是氣血流入膽經而後肝經，緊接著五行順序，晨起打噴嚏的時間，乃肝經之熱迫使肺經的肺氣上逆，肝氣主升，影響肺氣不降反而逆上，故易引發噴嚏。過敏性鼻炎，日久亦有虛症出現，如晨風寒，氣虛困倦乏力等，亦不能棄補藥而不用。故為中醫者，治病不能偏執一個方向，當視機而行，治過敏性鼻炎或溫散或清肺熱，或養陰平肝或以補藥，總是需要辨證準確。

余業中西醫三十年以上，記取前人治療要病的經驗與教訓，參考現代抗過敏中藥的藥理研究，並結合台島鼻病的特性，製以保健食品「調體適」及「調體適 B」二種配方製成的粉劑及錠劑兩種劑型，作為配合中藥治療過敏性鼻炎的專病主方，以作為一般中醫所醫師配合處方使用。多年來，配方經無數患者服用，療效可達80%以上，算是余嘔心瀝血之作，也算是回匱社會大眾的一點小小貢獻，希望能幫助大家擁有健康的體魄，以成就幸福家庭及偉大事業。

註一（本篇曾發表於新醫藥周刊及正德【慈音】雜誌）

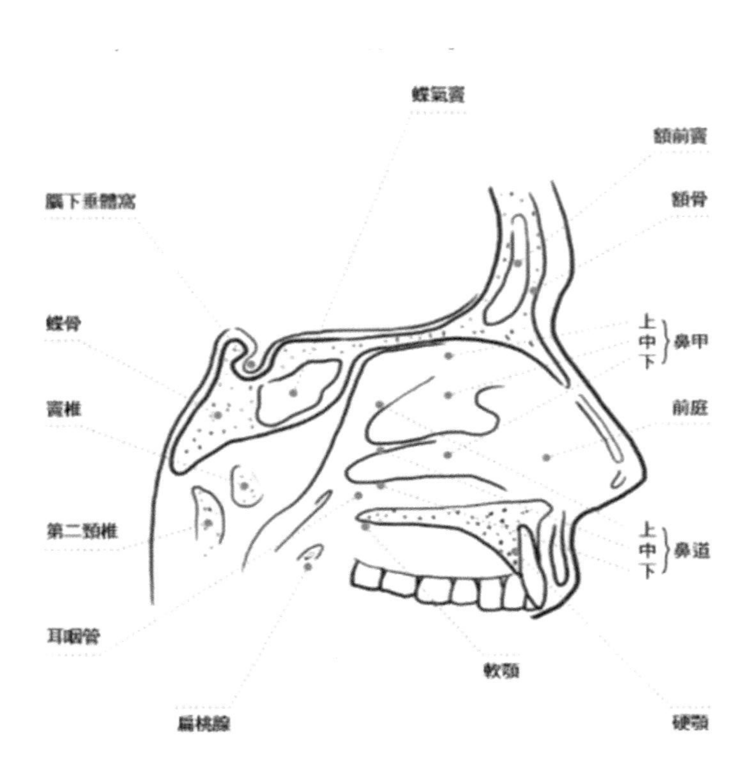
蝶氣竇
額前竇
腦下垂體窩
額骨
蝶骨
上
中
下
鼻甲
寰椎
前庭
第二頸椎
上
中
下
鼻道
耳咽管
軟顎
扁桃腺
硬顎

第五章　掉髮禿頭真的不只是遺傳

關於皮膚科會常見的青春痘，其實也是過敏體質的表現，臉上青春痘若是異常多而明顯，在青春期似乎無可厚非，但若非常嚴重的話，便可能是過敏導致肝火旺、便秘、內分泌失調所引起。常見許多受青春痘所苦的女性，都是月經太少或不來所造成，那是因為月經不行，體內的毒素無法排乾淨，毒素便被吸收入血流所致。

中醫學的「肺主皮毛」理論表示，呼吸系統（包括肺、氣管、鼻子）與皮膚是相關聯的，因此除非徹底去除過敏性風寒，否則皮膚的症狀便不能痊癒。事實上，人類在胚胎時期，我們的呼吸系統（包括肺、氣管、鼻子）與皮膚是屬於同一個胚層轉化而來，亦即中醫所謂「肺主皮毛」理論。也有許多證據顯示異位性皮膚炎或一般皮膚病是由呼吸道敏感所致。而屬內科的過敏疾病，根本上應從內科藥來治療才是正途，此猶如一棵歷經十多年成長的大樹，你把它砍去整個樹幹，卻殘留樹根，它必然春風吹又生地再度成長（你不可能利用外科連根拔鼻息肉，更何況開刀亦有許多危險性及副作用）。

此外，過敏體質也容易掉髮：雖然不是每個過敏患者均易掉髮，但他們自己在洗髮時，會發現脫髮速度變快，以致內心不免憂心將來會變成禿頭一族，因此掉髮也是讓自己注意身體狀況的指標。進行化療或放療的癌症患者，因為身體免疫和細胞被放射線與藥物破壞了，在漫長的治療過程中，第一件要面對的事情就是掉頭髮。一般人若開始出現大量掉頭髮，就必須注意身體是否出現問題，我認為就是風寒入侵，身體哪裡出現炎症了。

從中醫學理中可知，毛髮的生長有賴於血氣，生機歸於腎，頭髮的生長情況可反映出內臟的健康狀態，通常指的就是「腎精」、「肝血」是否充沛。腎氣、肝血充足的人，氣血就會通暢，毛髮就會濃密光澤；反之，如果肝血虧虛，養分送不到毛髮根部，毛髮自然就不會生長下去。相對的，一旦治癒過敏體質，脫髮落髮現象就會緩減，雖不敢說可以長出來，但至少先將氣血調養好，真的就是留得青山在、不怕沒柴燒了！

第六章 看對醫生服對藥

梁文深醫師

一個西醫轉中醫的心路歷程

時間過得真快，從台北醫學大學畢業到現在，匆匆地過了二十多年。回顧這段時間，從事西醫的臨床工作，苦悶多於快樂，沒什麼成就感。所幸十多年前有機緣參加中國醫藥大學所辦的中醫學分班，從此逐漸地改變我的人生。九十六年初考上中醫高考後，毅然向醫院辭職。經過半年休息來思考自己未來的走向後，決定放棄西醫優厚的待遇，轉型做中醫，以全人照護為己志。

我之所以會從西醫轉換到中醫，主要有五個因素：

第一是矛盾跟無奈，中國的傳統美德是己所不欲，勿施於人，可是我以前在西醫看門診時，所做的卻是己所不欲，反施於人。怎麼說呢?因為自己不吃的西藥卻不得不開給病人吃。

一般門診有病人可分為三大族群，一類是疼痛、一類是感冒、另一類是慢性病。

對於疼痛病人我除了開止痛藥，非常疼痛的病人打止痛針以外，我做不了任何事情來減輕病人當下的痛苦；而中醫卻可以透過簡單的推拿、按壓穴道或針灸來改善至少七成以上的疼痛，甚至可以完全不碰觸到病人的疼痛部位，利用遠端的四肢或原始點即可解決疼痛。看到病人在一瞬間解除疼痛的表情，其成就感是前所未有的。

對於感冒，西醫的教科書認為是不需要治療，自然就會痊癒，所以一般門診所開的處方就是你有咳嗽就開咳嗽藥、有發燒給退燒藥，打噴嚏、流鼻水就開抗組織胺，都是針對症狀下藥；有的醫師為了爭取療效，會開抗生素甚至類固醇，這些藥對人體極易造成不良副作用及後遺症。相對的，感冒在中醫被稱為外感，外感是我們人體感受到外邪，而外邪就是我們由大自然環境所感受到的風、寒、暑、濕、燥、火六種現象，如果進到體內傷害到身體，就稱之為六邪。而我們平常所說的感冒，就是感受到風邪或寒邪。只要能掌握這個重點，在剛開始感冒還沒發病前，喝個薑湯就能夠預防感冒；若是症狀已經出現，如發燒、全身痠痛、流鼻涕等，只要透過一些藥方來把風寒邪逼出體外，就能夠得到立即的治療效果。

第三類族群是慢性病，西醫針對慢性病，幾乎是一輩子都要藥物控制，無法斷根，而中醫對慢性病的治療只要能掌握寒熱虛實的體質來做調整，慢性病是有機會可以根治的。

我從西醫轉中醫的第二個原因就是無力感。我學醫的初衷，就是希望到任何一個地方，尤其是落後國家、醫藥設備沒齊備之處，我仍可就便幫助病人解決問題。可是學了西醫走入臨床後才發現，只要我離開醫院、診所，沒有那些精密先進的醫療設備，我就成了一個蹩腳醫生。西醫的檢查需要依靠精密儀器，治療也需要靠抗生素、止痛藥、類固醇、安眠藥等。可是學會了中醫，走到天涯海角，甚至是很落後的國家與村落，我都可以透過中醫的推拿、穴道的按壓與針灸來舒緩疼痛，並透過用很自然的草藥或中藥來治療疾病。

我從西醫轉中醫的第三個原因是，西醫所思所做的經常是違反大自然法則，與生活格格不入。西醫是從歐美文化的基礎下所發展出來，所以與歐美人士的生活型態、飲食習慣息息相關，大魚大肉，青菜吃得很少，再加上喜愛冰飲。然而，冰帶給我們身體的遺害是非常大的，它可以讓我們新陳代謝變緩、血液循環變慢，神經收縮，肌肉痙攣，導致種種肌肉痠痛跟五臟六腑的病變，再加上油炸炭烤的料理方式，造成飲食西化的後遺症，也就是三高：高血壓、高血脂、高血糖，以及心血管疾病如心肌梗塞；還有更嚴重的是煎烤炸過的肉其實已經變質，進入體內後，若再加上冰冷的水，很容易就會使細胞癌化。西方醫學只提到保健，無所謂的養生。保健跟養生有基本上差異，養生是必須順著大自然的定律生活，不能夠有生活飲食方面的偏差；既然知道冰飲會傷害身體，就必須要避開它，煎烤炸的肉食文化，也會使身體產生很不好的變化。中醫提到的養生，除了飲食、作息要徹底改變外，還需要學習瑜伽（拉筋）、太極拳、氣功及內觀等功夫來調養身體。

我從西醫轉到中醫的第四個原因是，無法認同西醫治療病人的手段。他們把疾病當作敵人，要消滅它；把病人的身體當作戰場，寧可錯殺一百也不能漏放一個。因此西醫使用很毒的藥，如會傷害身體的抗生素、止痛藥、類固醇、安眠藥之類，來加入人體這個戰場，共同廝殺敵人、麻醉身體。中醫講求陰陽平衡，任何疾病的產生，都是因為我們違反大自然定律，違反人體這個小周天運轉而產生的，因此治療疾病的同時，除了治標，更要根本調整已經變質的體質，才能根治疾病。調整體質，一定要從陰陽這個中醫核心概念所發展出來的表裡寒熱虛實，這幾個方面去作調整，讓身體得到陰陽平衡，疾病得以根除。

我從西醫轉到中醫的第五個原因是，要救我自己的身體。急診室的醫師因為工作壓力非常大，又要輪大夜班，許多同事上班要靠喝咖啡來提神，下班要睡覺卻睡不著，需要靠安眠藥來助眠，壓力太大造成胃痛，經常要靠胃藥來止痛，長期下來只會損傷身體。雖然我都堅持不用這些藥物，但是長期的高壓力之下，也讓我的身體每況愈下。我知道我必須及早透過中藥和中醫養生方法調理自己，唯有保持自己身體健康才能幫助更多的人。

第七章　再談睡眠障礙

讀者會很奇怪，明明是談過敏，為何又在談失眠？須知有關睡眠的問題事實上與過敏是息息相關的，怎麼說呢？地球上失眠問題相當嚴重，真正好睡一覺到天亮的人不到二分之一；試想一想，大部分有過敏的人鼻子內的息肉往往特別的大，其阻礙鼻子呼吸道的前端，但因為我們人是具有適應性的，當鼻息肉慢慢長大的同時，我們也慢慢地去適應我們的呼吸，以致於雖然鼻息肉已經阻礙呼吸通道三分之二了，然而只要能呼吸，我們會覺得好像沒有什麼妨礙，事實上身體的氧氣已經不夠了。

鼻息肉的影響

當一個人擁有慢性缺氧的鼻道，首先感覺的是常會頭暈，記憶力減退，眼視力退化或進度甚快，心臟則因缺氧造成心悸，心律不整，甚至二、三尖瓣脫垂，胸悶。當一個人晚上睡眠時缺氧，則他本身必然睡不安穩，翻來覆去，甚至會有打鼾及睡眠呼吸中止症，而一個人如果晚上睡不好，怎能期待他白天有精神上班、工作呢？至於小孩子，晚上如果咬牙睡不好，早上必然會賴床爬不起來，如此上課怎會有精神？導致長期下來的精神不集中，會釀成孩童的過動症；至於成人，則會因睡眠差而造成「乾眼症」，我們常看到電視上有一些名人一直在眨眼睛，那大部分是睡眠不好所造成的。

睡眠影響減重

而一個人如果睡不好，也必然影響他的食欲，變成吃不下飯或食飯菜不香，我常跟患者說：一個人如果能吃得好、睡得好、拉得好就有六十分了；但是處在現今之工業社會，人們如此匆忙，大家都在爭取時間賺錢，休閒的時間也被壓縮了，手機的風行讓本來可以休息的時刻，也不時在掛心是否有重要的事，怕 e-mall 或 line 沒讀到會失禮或工作效率不好；如此下來，我們的自律神經會長期處於不協調的狀態，交感神經會長時的興奮，副交感變成沒辦法與交感神經取得平衡，這就是為什麼女人需要一輩子減重的原因，因為當一個人睡眠的品質不好，甚至昏睡，而永遠睡不飽時，它的代謝率必然降低，當代謝率降低時，一個人即使只喝水也會變胖，所以一般醫師或營養師都只在幫病友減重，計算卡路里，殊不知更正確的方式，基本上要讓病友先把睡眠弄好，如此其他的減重方式或食物的挑選方有意義，然而睡眠要好談何容易呢？

失眠會造成憂鬱症，以最近的新聞來看，諧星倪敏然，影星張國榮及谷名倫，台大發現長壽基因的名醫，記者史維哲，高雄醫學院的兩個女醫學生，演員羅賓威廉斯等等，都是因憂鬱症而自殺；我一直在思考這個問題，當一人長期睡不好，而外面又有許多工作壓力的時候，長時下來是會令人造成憂鬱症；得了憂鬱症後就會有許多灰色的思想，迫使他們想一了百了。這是多麼可悲又可惜的事情，以目前醫學而言，很少能去除憂鬱症，然而造成憂鬱症的原因又是眾學說紛紜，經常提不出真正的解決辦法。以致於以上這些人才也都白白地犧牲了，殊不知一個人的逝去，也因而造成一個家庭的破滅，影響妻子、兒女的一生。

失眠的折磨

想一想失眠引起一個人的折磨實在是很大的，早年曾做過一個實驗：不給一隻狗吃飯，一星期它並不會死，但是想辦法打擾一隻狗讓它不睡覺，結果三天它就死了。

失眠到底會引起什麼痛苦？我們試著例舉一些大家都熟悉的事實，如白天精神差，體力差，記憶力減退，記憶力不集中，反應能力差，害怕晚上睡眠的時刻來到，甚至會痛恨枕邊人為何睡得那麼好；通常人類年齡越大，失眠的情形會較嚴重，在筆者年輕時，看到許多老年人坐著也睡，看電視、報紙也睡，甚至與人講話講到一半也睡著了，我們都以為他們實在是太好睡，長大當了醫生後，才知道原來他們是因為晚上睡不好，所以白天才會如此嗜睡，隨時隨地都在「補眠」。根據調查統計，平常嗜食刺激性飲料，如咖啡，可樂和酒精者，其睡眠的狀況會比較不穩定或較淺睡；筆者有一位親戚五十多歲，由於晚上睡不著，只好以喝酒來助眠，如此下來歷經多年，其晚上的酒量越來越大，甚至一個晚上要喝掉一瓶金門高粱才能睡著；有一天早上，他太太看他未回床而睡在沙發上，搖動他時只覺得他渾身已經僵硬冰冷了，因時值冬天，身體冷的極快；所以說，有失眠問題要找醫生，尤其要「找對醫生」才能真正解決失眠的問題。

分析睡眠障礙

患有失眠症的患者，常常過度誇躍其失眠的嚴重性，甚至有人會說他已經好幾個月都沒睡了，但是當我們在醫院給他做測驗時，卻發覺他事實上仍然有睡，只是睡眠的狀態不穩，睡一下又醒一下，自我沒有睡眠的真實感受而已。即使對於夜晚的來臨感到恐懼的人為數不少，而恐慌睡眠本身也易造成失眠，這是讀者必須要了解的。影響睡眠失常的因素繁雜，要真正了解一個人失眠的前因後果及整個疾病史是相當重要的，醫生必須知道最基本測量一個人失眠的三要素：一、患者要多久才能入睡？是否超過半小時？二、睡後半夜是否會醒來且超過半小時？三、早上很早就睡不著，如凌晨四、五點鐘醒後就再也睡不著覺了。以上三點是評估是否有睡眠障礙的最原始要素。

有關睡眠的深度分析也很重要，我們必須以此來評估失眠的嚴重性，如夜間做夢的情形及頻率，是否會打鼾或呼吸中止？白天精神如何？是否常打瞌睡？睡眠的環境如何？如噪音，亮光，溫度，濕度如何？是否常在床榻上做事或讀書？是否有其他身體或精神方面的疾病？如精神病或躁鬱症？有否服用精神科的藥物或刺激性的食物、飲料？

另外鼻過敏也是造成睡眠不佳的原因，總之要好好的到醫院檢查，找出是否有身體方面足以影響失眠的真正病因；而患者的作息也是要注意，如時差問題及是否上夜班造成的日夜顛倒情形等，若患者常有午休的習慣，午睡超過半小時將影響晚上的睡眠。

失眠的分類

教會的牧師常說，有錢可買最頂級的百萬級席夢斯，但無法獲得一個晚上的好眠，故此我們可說：「千金難買一夜眠」，失眠有三個分類：失眠在一周之內的，如受到情境影響而失眠的那叫「短暫性失眠」。這是許多人都有的經歷；比如說你突然得到升遷或突然中了一千萬的彩券，或親友瞬間病故等，均會影響睡眠品質；第二種情形稱為「中期性失眠」，中期性失眠的期限在一周到一個月，如果在這期間仍未見改善，沒有設法尋求專家或醫生來處理解決，那可能就會發展成為「長期性的失眠」，則其期限有可能增加到一個月以上，甚至長年性的失眠；就長期性的失眠而言，其致病的機轉可能更為複雜，失眠本身只是一個症狀而非疾病，但全世界失眠或睡眠品質不好（即睡的淺，早上起床未覺得睡飽）的人至少有一半的人口，因此一個小小症狀卻會引起人們精神不濟，免疫力下降，社會功能不佳，人際關係不良，工作效率不好等等，甚至變成阿茲海默症(失憶)。

精神疾病者由於頭腦的結構與常人有異，以致於在白天異常的行為中，心理上失序的表現，造成他在晚上睡眠時無法有正常的睡眠；比如憂鬱症患者，常有胸悶及失眠的現象，因此半夜時常甦醒，甦醒之後又不易睡著，在早上一大早醒來就再也睡不著覺，以致為了補眠，患者通常會一直躺在床上變成「嗜睡一族」，然而嗜睡的毛病也會造成頭暈，頭脹，頭腦無法清醒，以致脾氣變得暴躁，做事情無法專心而易怒。

另有躁鬱症患者，當躁症發作時每晚睡眠時數雖只有數小時，但仍然精神奕奕，做事非常起勁，似乎永遠不會疲勞，有用不完的精力，這是由於大腦某些區域過度興奮的結果，他們時常表現講話不停，而且思緒樂觀，碰到醫生便有問不完的問題，長時間下來有可能因太勞累而轉為「鬱期」，因此患者便在這兩種心情（急躁期與鬱期）之間互相轉換。

藥物之濫用

許多失眠的患者由於諱疾忌醫，或是多次就醫乏效之後，往往不是自行加重藥量，就是自購不明藥品服用，由於藥物本身的副作用，或沒有適當的服用，會衍生出不可逆轉的藥害，由於一些化學合成的藥物，如果一直累積在體內未全排出，可能也會造成肝、腎方面的損害，而且藥物濫用也將造成越吃越重，以至到最後變成無效的後果，因此服藥還是要找專科的醫師予以處方才是正途。

酒精濫用

時常喝酒的人會造成睡眠較淺，而有部分失眠的患者也會藉服用酒類以幫助自己的睡眠，然則這樣長期睡前喝酒的習慣，也會導致所喝的酒量必需一直加重，才能維持其效果；當服用過量時，除了眠淺之外也易造成早醒，且醒來頭腦思緒不清，口乾舌燥，記憶力減退，思考及注意力不集中，有的會有不自覺的手抖現象；酒精的過量會抑制大腦皮質，也會使肝臟的代謝不良，尤其本身有慢性肝炎（B，C肝）或肝功能不佳的患者，更是易造成肝硬化或肝癌。以目前社會上外食族甚多的情況，有許多的食物污染如回鍋油，毒澱粉，塑化劑，餿水油，毒油，加上防腐劑，色素，增味劑，化學香料等等的濫用，這些東西都是傷害肝腎，加上患者藉著酒精的過量飲用，以幫助睡眠，難保早晚身體不出問題。

睡眠呼吸中止

有許多人因鼻過敏衍生的鼻息肉而呼吸不順暢，由於鼻息肉是逐漸長大的，因此我們也逐漸地去適應它的存在，以至於筆者在詢問其是否有鼻塞時，大都遭其否認，但是若我們用鼻鏡來檢查鼻孔時，便發現其內的鼻息肉明顯地脹大，甚至是紅色的肉塊阻擾在鼻腔之內；顯然地，有了鼻息肉必然造成他的呼吸不順暢，因此頭腦與身體均會有缺氧的情形，當頭腦缺氧時，會頭暈，注意力不能集中以致造成記憶力也變差；

而心臟如果缺氧也會造成心悸，胸悶，甚至心律不整之情形；而全身缺氧則造成血氧不足，易累積乳酸，自由基等廢物，營造了癌症的溫床。

有了身體缺氧的狀況如不設法解除，則會造成睡眠中翻來覆去，睡不安穩，（眠淺）甚至於有打鼾及睡眠呼吸中止症的發生，呼吸中止症是失眠的元凶，也是多夢的元兇；睡眠呼吸中止症將造成病人白天精神不佳，注意力及記憶力減退；白天嗜睡，甚至在開車或工作時會有打瞌睡的情形，精神不安及憂鬱也都有可能發生。呼吸中止症如果另有心臟血管疾病，有可能會造成半夜一覺不醒的危險。

有關嗜睡

另外有一種睡眠障礙是嗜睡症，不管病人前夜是否睡飽，在白天仍然想睡，而且頻率極高，此可能與免疫功能下降有關，如類風濕性關節炎，紅斑性狼瘡等，事實上我們要從自律神經及免疫方面著手治療，才能根本除去嗜睡毛病。

有關尿床

五歲以下孩童會有一成多的夜尿症，夜尿症的發生不限於晚間的睡眠，有時候即使午夜或白天短暫睡眠均會發生，隨著孩子年齡漸長，夜尿的機會會愈少；夜尿通常與夢境有關，病人有時候會夢到去廁所小解，結果解不出來，當用力一解的時候，感到一陣濕熱才醒來，發覺已經尿床了；事實上人體在睡眠期會分泌抗利尿激素，使尿液的產量減少，但是有些人因為該激素分泌的減少或膀胱本身過度敏感，當膀胱有尿液時此種敏感甚至超越睡覺的意圖，以致會有尿床的現象，此種尿床當然會干擾孩子的睡眠；至於大人的尿床情形會比小孩子來得較少。

睡眠的注意事項

睡眠是人類無形的資產，但是卻無法用金錢來換取；所謂「百萬席夢斯無法換取一夜好眠」，因此我們必須注意一些相關的睡眠原則，以消極不妨礙睡眠且積極創造一個好的睡眠環境，才是我們每一個人要謹慎對待的。

A．**養成定時睡覺的好習慣**，由於我們大腦易於接受定時規律生活的導引，對的時間睡覺較能引導入眠的程序，而且熬夜本身也是很傷肝，我們的膽經在晚上十一點就開始休息，膽與肝是相表裡，你不休息則會影響隔日肝臟的代謝能力，使身體易於堆積乳酸及自由基等廢物。

B．**只在睡覺時才上床**，如果在床上常做一些日常雜務，譬如看電視，看書，編織，或想著白天工作的企劃案，抽香菸等，那我們的大腦便會混淆，該上床睡眠的時候也不想睡了。

C．**讓睡眠自然發生**，也就是不必強迫自己入睡，不要讓自己有太多壓力，讓睡眠自然產生。

D．**避免長時間睡覺**，如果老是感覺睡不飽，一定會影響白天精神或工作，則變強迫自己躺在床上多睡些，這樣也會造成睡眠品質不良，最好每日早晨有固定起床的時間。

E．**避免過多午休**，如果午睡多過半小時，有可能會影響晚上睡眠長度，造成早上較早起床的現象，故要避免。

F．**晚上睡覺前避免大量吃點心**，如果喝豆漿或牛奶可幫助入睡，但是大量用餐則應避免，如此將造成肝臟及胃腸的負擔，造成淺眠現象；另則避免刺激性飲料或酒類的飲用。

G．**睡前泡腳**，古諺有云：「睡醒身包水，睡前水包足」，意思是說早晨起來要喝一杯三百毫升溫開水，最好加配三片乾薑，咬碎吞下；睡前則以溫水泡腳，可以讓全身的血液往下走，泡個十五分鐘即可，如此可以幫助入睡。

H．**睡眠前作放鬆的體操**，如在床上告訴自己手足放鬆，頭肩放鬆，四肢及全身放鬆，並作「腹式呼吸法」；所謂腹式呼吸法就是閉眼，吸氣，讓丹田鼓起，再呼氣讓丹田壓到膀胱底及腹腔底部，如此集中精神作十分鐘，即可促進進入夢鄉。

睡眠對人生是非常重要的，人可以七天不吃，但不能三天不睡；不睡雖然不見得會死，但是精神和體力的折磨可謂甚大；一個缺乏睡眠的人，不可能聚精會神的工作；現在社會上大家都很忙碌，壓力也大，如此庸庸碌碌生活，細想起來並未帶來人們更多快樂；人類的物質是豐富了，人與人之間距離也因各種車輛與交通工具而縮短，但人類的貪婪卻一再擴大，歸根究底人類並不會因為物質的豐富而更快樂，真正的快樂應該是建立在個人的修養，正確的道德觀念，良好的信仰，並且要有犧牲自己的精神，生活上不必常與人比較，也就是時常能知足而感恩，如此幸福才有可能蒞臨到你身上，這是筆者的一點淺見，僅供參考。

第八章　調整體質終結復胖

商周 1404 期提到：提爾（peterthei l ）是 paypal 的創辦人之一，目前出版了一本新書，他認為成功的企業都是解決了獨特的問題，才享有壟斷的地位；提爾和特斯拉汽車（純耗電車）的創辦人馬斯克共創 paypal ，馬斯克說，世上很少人敢與眾不同，只有提爾不受傳統的束縛。

過敏的重要性

本書之所以提出「**過敏終於好了**」的名稱，事實上也是一個另類的創新，即使是中醫或西醫的醫學院教授都承認：「過敏是不可能治好！」甚至我還請教已仙逝的五代老中醫卓播臣，他也向我說，過敏是沒有藥可醫；只因在古代沒有顯微鏡，故看不出來過敏在我們身體內的白血球突然增加的變化，所以也沒有所謂的「過敏」一詞，只是基於筆者本身也是自幼即患有過敏與氣喘，只好狠下心來好好地研究，以致花費十年之光陰，方能有一些心得，也在病友身上獲得百分之八十以上的治癒率；同時發現，事實上，過敏在五臟六腑的干擾，造成的三、四十種症狀；更重要的，許多減重不成功的例子由於調整代謝，竟然在多年之中都沒有復胖的現象。

古言：「先生緣，主人福」，正常健康的人是不應該太胖或太瘦的，也所以美國FDA在最近十年大力倡導「肥胖是病」的言論，因為肥胖不只造成心血管的疾病，許多慢性病如：三高（高血壓、高血糖、高血脂）痛風、脂肪肝、腎臟病，甚至癌症都與肥胖有脫不了的關係，每年耗費巨額國家醫療資源，因此我們國人更應該好好重視肥胖與健康的問題，而不只是僅停留在保持健美、曼妙的好身材而已。

新陳代謝與減重

電視上有一些名人，常見他們本來是極胖的身材，經由名醫減重之後，瘦了許多，然而經過三、五個月後竟又胖回來了，白花了金錢及時間；這期間，他們應該也節制了口腹之欲，增加了運動量，但是醫師因為沒給他們真正的健康，以致很容易身材又走樣；以筆者的經驗，一個人如果新陳代謝率下降，如果沒有良好的睡眠或一直睡不飽，多夢，就很容易復胖；曾經有一位四十多歲的女患者向我抱怨：怎麼連我每天只喝水都還是一直胖，如何是好呢？其實她的身材是一種虛胖，必須經由調整體質，使其自律神經、免疫系統恢復正常，也就是代謝功能上軌道，才有辦法解決她體重的問題；基本上，每一個人只要能夠吃得好，睡得好，拉得好，這樣他（她）就起碼有六十分的健康值，緊接著我們可以繼續在他及格的分數上逐漸地再加分，如果有了八十分的數值，許多的慢性病、癌症就較不會侵犯他們，而且最重要的是他（她）們就不容易再復胖，甚至附帶地皮膚會變得白皙、細緻。

減重守則

本章將再複習一般性的減重守則，因為基本的注意事項還是很重要，有一些減重的觀念必須清楚，才不致失敗。一般診所的體重管理都是計算卡路里，運動，節食，體操等，然後測體重、體脂、皮下脂肪、內臟脂肪、骨骼肌等之基礎代謝率，作為監控的依據，其中以食物的控制管理而言，並不見得就會成功，原因來自基礎代謝率的下降，影響基礎代謝率的因子有疾病、壓力、失眠、過敏……等等。

新陳代謝率在青春期時達到最高的狀態，這也是一般年輕人體型比較健美、精瘦的原因，年輕人活動量較大，吃得多消耗也多，所以身體狀況較好；當然也有較胖的例子，這些胖哥、胖姐可能身體有一些異樣，比如說有過敏的傾向，又喜愛喝冰冷的飲料、炸物等，身體多少有一些毛病，如便秘、易打噴嚏、消化不良或睡眠不佳，甚至月經不正常，這些毛病都是會影響其新陳代謝率，最顯著的情況是睡不飽，其情況特別表現在休假日的早晨，常常一睡就到正午十二點才起來吃飯，喜歡賴床的身體必然容易發胖，而且會有倦怠的現象；一般我們可以利用身高、年齡、性別、體重這四個項目來測量其代謝率；如果想精確一點，可以換算成「身體年齡」，身體年齡愈大表示老化程度越高；因為代謝率是隨著年齡的增加而降低，所以上了年紀的人就容易肥胖，也是不易減重的一群。

減重與運動

減重的另一項要素就是規律地運動，運動除了提升代謝之外，可以增加骨骼肌的份量，尤其年紀大一點的人脂肪慢慢地取代骨骼肌，減重中很重要的指標就是骨骼肌的多寡，如果缺乏運動習慣必須逐漸地養成，由小量的運動逐量增加，所以說，減重是需要配合你的毅力才會成功；所有運動中比較適合中老年人的應該是打太極拳，快走或游泳，一般早上在公園內都有打太極拳的團體，只是時間要早，快走的場地可找學校的運動場，每天走個三十分鐘即可；至於游泳即使冬天也可以找到溫水游泳池，如台北市各區都有公家運動中心，可以多加利用。總之就是要將運動養成習慣，至少每周運動三次，除了減重之外，也可以擁有健康的身體。

減重與壓力

壓力也是導致肥胖的一項因素，人有了壓力便會焦慮，接著睡眠不佳；而且會多吃甜食或蛋白質食物，用來自我安慰；之前曾提及睡眠太淺或不足都是代謝率下降的原因，而且心理上的困擾未解除，原本的運動習慣將可能因心情不佳而打斷，若加上甜食、點心、夜食等熱量，難保本來訓練好的骨骼肌會被脂肪所取代，如此一來，身體的重量便逐漸增加，尤其體脂肪也會升高。

壓力的來源是多向性的，有可能是與熱戀的男（女）朋友分手，配偶離異，親戚死亡，或法律、經濟事件等等，如果有需要專家的排解應該不要害羞，要好好地去諮詢他們的意見，問題若能解決，心情才會開朗，如此運動的習慣才得以持續，減重的課程才不至中斷。

壓力的釋放有運動、芳香療法、打坐或藥物治療，沒有人在快速運動時還在想著自己的煩惱，但當你運動完後整個壓力就被釋放了，頭腦也變得更清爽；芳香療法可藉由植物的各種芳香特性，治療特定目的的症狀；如果加上穴道按摩更可幫助整體氣血循環的順暢，暫時解除憂鬱的心情；至於打坐，心神凝聚一個固定目標，集中精神，心無旁騖，也可讓精神平靜而愉快；有關藥物的治療則應由專門的醫生，根據你的身體狀況予以處方，達於寧靜、舒眠的效果。

減重與飲食

減重時飲食的調配各家說法不一，每一個人都堅持自己的方法較好，但筆者仍然要強調睡眠是一項重要指標，睡不好導致代謝低下，吃什麼都會胖，這是讀者須注意的地方；筆者介紹另一種減重食療法，這種食療法就是儘量少食醣類的主食，所謂醣類就是米飯、麵或麵包類，因為人類長久的歷史中；在尚未有農業耕種的時期，都是過著遊牧、打獵的生活，自然所食用的都是肉類另加少許野菜、水果，肉類是蛋白質及脂肪的來源，至於蔬果內含有多種維生素及醣類，可說大部分的上古時代所攝取的醣類甚少，反而蛋白質、脂肪充滿的肉類是我們祖先的主食；根據記載，遠古時候的人們肥胖及糖尿病的機率不多，加以人類遊牧、打獵的過程時常體力勞動，使骨骼肌充盛；由於醣類並非我們身體所不可或缺，肝臟本身就能製造及釋放葡萄糖，葡萄糖也是我們身體的能源，為了取得葡萄糖，也為了口感及食物的美觀，人類常常精製各種食物，其中當然包括醣類，這些精製的食品，事實上對我們身體有許多的副作用，就如食用糙米才會健康，食用精製的白米就只有澱粉的營養，而缺乏一些維生素及礦物質的吸收來源。

少醣飲食法會讓大家認為吃不飽，事實上，如果蛋白質及脂肪吃足夠，也一樣能持續不餓，甚至蛋白質能維持的時間會更長，只是在剛開始時，我們不能習慣這種吃法而已，因此建議先從晚餐一餐少吃主食開始，等習慣了以後，再改兩餐甚至三餐，如此對減重及健康均有極大的好處。至於酒類應以發酵類的威士忌、白蘭地、琴酒等蒸餾法製造而不含醣類的較佳，一般釀造的米酒、小米酒、啤酒等均會有大量的醣類，可能造成肥胖及糖尿病的元凶，建議讀者要慎選酒類。

少糖飲食法與健康

少糖飲食法除了具有減重及降低血糖的效果之外，也會讓你變年輕，你的身體會將過多的脂肪充分地燃燒，而使你的體重逐漸降低，也讓你減重較無壓力，體脂肪降低的結果，身體變輕了，血液不再混濁，血管不再阻塞，皮膚變光亮，頭髮也不易再掉，偏頭痛、睡眠都改善，情緒更加穩定，自身的免疫系統及自律神經都恢復正常，以後即使感冒都不用服藥也能自癒，這些都是拜減少主食的恩賜，只有讀者親自體驗才能明白。或者有人會說很想多吃一些飯食，那筆者建議可以五穀飯及全麥麵包來代替，以避免過多醣類攝取，至於牛奶、果菜汁所含的醣類也是很多，千萬少喝為宜，平時若要吃點心可多食起司及堅果，但巧克力、蛋糕則切勿嘗試，以免破功。

少醣飲食法與代謝

少醣飲食可以使身體較少以醣類來作為燃燒的能源，取而代之的便是脂肪所分解的脂肪酸為能源，如此身體的過多的脂肪便會被消耗，達到減重的目的。

少醣飲食法會使肝臟分解脂肪酸並生成酮體，酮體本身也是可燃燒的能量，而且可以通過血腦障壁（所謂血腦障壁是腦部與血管之間的過濾器，避免大分子物質進入頭腦），以補充腦部的活動所需；如果身體較少使用醣類作為能源，取而代之的消耗脂肪酸，便使身體更加健康，一些三高等慢性病較不會來找麻煩；所以酮體是很好的葡萄醣代替能源，這些能量不管在五臟六腑、頭腦甚至橫紋肌（骨骼肌）均可使用，被大量分解的脂肪酸，使你的身體代謝更好、更有活力。

血液中的血糖若變化太大，將造成血管壁的傷害，當血管壁有傷害，殘破的血管內膜存在時，膽固醇會適時地修護，如此血管內壁就會隆起而不平滑，若此一而再地傷害，將使血管的內壁增厚，造成血管的阻塞，這種阻塞如果發生在心臟的血管，有可能會造成心肌梗塞，心肌梗塞到一定程度便需要做支架撐開，否則可能突然心跳停止（中老年人秋冬易發生）；若發生在腦部血管的梗塞，則可能因為血管破裂而造成中風，所以說少醣飲食除了有減重的效果之外，對我們的身體健康會有極大的幫助，會使血液乾淨、清純，血液循環舒暢，所以是非常值得推薦的方式。

少醣飲食注意事項

有許多人在少醣飲食之初，會覺得餐中好像沒有主食的米飯、麵等似乎吃不飽，這是由於長久以來習慣性的吃了主食在作怪，在此建議讀者可以以「豆腐」來代謝主食，另外蒟蒻作成的各種食品，也可以避免人們的飢餓感，由於蒟蒻本身不含有醣類或熱量，並且它又含有許多的纖維質，因此多吃蒟蒻無妨。

一般市售的全麥麵包含有的澱粉仍多，應該避免；水果類含有果糖，果糖在身體內將會以脂肪方式來儲存，使身體發胖；至於食品包裝上所標示零糖的食品，並非表示不含醣類，只是代表不含果糖類或雙醣而已，可能會含有多醣類的澱粉、酵素或人工甜味料等。

牛奶一般而言，本來是不錯的蛋白質、鈣質、脂肪的來源，但是由於量產的關係，在乳牛身上施打荷爾蒙，以加強泌乳量，又打抗生素以避免牛隻感染生病，又牛乳中所含有的乳糖也是醣類的來源，因此建議以無糖豆漿來取代牛奶；美國的牛乳最近的銷售量一直下降，而台灣也慢慢地有此趨勢，想必大家在健康方面都有共通的體認，而不是一味地追求口感的豐富。

市售的咖哩塊、高湯塊均含有許多的澱粉，因此我們不可貪求製作食物的速效而採用；如果我們使用咖哩粉來製作咖哩飯或麵，事實上是比較健康的方式。

健走有益健康及減重

現代人打電腦、滑手機的機會一直增加，而運動的機會相對的越來越少，所以文明病中的眼視力退化、白內障、老花、青光眼、飛蚊症的人越來越多，年齡層也越來越下降；另一個疾病是頸椎由於太少轉動（因專注在電腦、手機），頸椎也是年紀輕輕就出問題，以至於常常鬧肩膀酸痛、僵硬，以致慢慢惡化成頸椎間軟骨增生，並壓迫臂叢神經導致手麻痠痛、乏力。另外上班族竟日穿著皮鞋、高跟鞋，一穿就是八小時，讓足部沒有呼吸到新鮮的空氣，長久下來也會影響到腰部的坐骨神經及雙足的健康；辦公時坐姿如果不正確，如歪斜或常翹二郎腿，均會損及腰椎的正常支撐點，以致腰部骨盆歪斜，造成腰痛的毛病。

人的老化是從足部開始感應，一個人健康與否端看其走路的姿勢是否端正即可辨明，長壽的人不只是步履輕健，而且步伐甚大；因此，對於現代人而言，如何鍛鍊自己的足部是非常重要的，它不只影響到膝蓋的受力，而且及於腰椎、胸椎、頸椎，全身有三分之二的力量都是集中在膝部，難保膝蓋不會提早退化，退化的結果往往會造成膝關節軟骨磨損，長骨刺，以致膝關節有異音或疼痛乏力。

因此健康應該從訓練足部開始，需養成每周三次以上，每次三十分鐘的健走，千萬不要貪求整日無所勞動，或追求舒服的躺臥姿勢，「養心在靜，養身在動」，唯有養成運動習慣的人才能抗老化、健康、長壽；足部是我們的第二顆心臟，唯有透過第二顆心臟的健全才能推動第一心臟的健康，帶動血液循環通暢，去除自由基，也讓身體過多的毒素、水分排出，燃燒多餘脂肪，體重自然也就下降了！

提高新陳代謝率是減重的重要一環，良好的睡眠與養成運動的習慣均是達成此目標的方式，健走的方式較不會傷害膝蓋造成退化性關節炎，至於慢跑或爬山對於膝蓋較弱的人可能會有所傷害，喝咖啡過多也易讓骨質疏失，假如讀者們都能了解各種減重的知識及避免傷害，並持之以恆地做下去，那維持身體健康，保持輕盈的體態就不是問題。

至於節食或飢餓減重法會造成養分的不平衡，反而是前節所述減少主食的減重法，配合每日健走三十分鐘，每周至少三次是比較有效的；如果因為上班較沒時間運動，也可以多利用一些零碎的時間，譬如停車於較遠的地方，走一段路回家或上班，少坐電梯，利用走樓梯也可以作為每日運動之機會；平常在家可以少看電視，多利用散步來紓解上班的疲勞及壓力；在百貨公司，也可以常去逛逛，目的不在買東西，當作是散步的場所；總之利用各種片段的時間，則每日無形中可以累積足夠三十分鐘的運動量，堅持「日行萬步保健康」的原則，最好配戴一個計步器，才能夠記錄當天的步行量。

結語

健走時因隨時有一隻腳踏在地上，因此膝蓋承受的重量為身體重量的一點五倍，若慢跑因有部分時間身體完全騰空，離開地面，因此承受了身體三倍的重量；而每日若大步行走一萬步，大約是六公里，平均耗費大約四十五分，對於上班族而言，可能無法一次完成，因而我們採取分期付款方式，即每次健走十五分成三階段完成，亦或每次二十多分分兩次完成；為了燃燒過多脂肪，使體重下降，也為了強化骨骼肌，排毒而預防癌症的侵襲，是應該養成習慣性運動的時候了，我們常看到有許多得癌症的患者，在痛下決心健走數月後，非但癌症指數下降，而且癌症腫瘤亦消失不見了，實在是很神奇！

第九章　白髮及脫髮問題

曾經有位獅子會會長，今年近七十歲，其頭髮接近全白，本身有過敏體質，時常看他在流鼻水，擤鼻涕，晚上偶睡不好，後來到我們診所看病，當我把他的過敏體質調得差不多要好了時（約三個月），他的整個頭髮也隨之變黑色，而且氣色也變紅潤；我因此認為頭髮事實上是一種身體狀況的反應，當一個人的自律神經及免疫系統變好的時候，身體的消化、吸收也正常了，血液中供給頭髮的養分也就充足；於是，頭髮得到正常的滋潤，黑色素的生成也跟著起來，所以說，頭髮變黑並非不可能。

頭髮之影響因子

許多人都認為白髮是年紀大、老化的現象，這只是事實的一部份，有一些十八歲年輕人就開始有不少白髮，或有人認為這是遺傳因子造成的吧？這也是只對了一半，事實上我們的身體狀況，生活習性及飲食，皆一再地在影響我們的頭髮狀態。一般而言，菸酒、咖啡、碳酸飲料、化學藥品對於頭髮皆有傷害，生活習慣如晚睡、垃圾食物、壓力、憂鬱、緊張生活的適應等等，也會對頭髮有不良的影響；又如洗髮精的選用，洗髮的方式、頻率，染髮、燙髮所使用的材質、溫度，更是頭髮髮質的影響要素。

頭髮的生長

我們頂上的頭髮總數大約有八至十萬根，它是由表皮、內有皮質及中心的髓質所組成的，頭髮的生長大約每個月兩公分，所以我們通常兩個月就會修剪頭髮一次；每根頭髮的壽命大約是四年左右，頭髮的代謝就是有的死亡，有的再生；如果死亡的速度大於再生的頭髮，便會逐漸稀疏；若死亡再生達於平衡，互相消長，則頭髮會維持一定的數目；每天脫落的頭髮大約是六十根，如果超過一百根就是有問題了，而我們每年易掉髮的季節是春天及秋天，這是頭髮為了適應天氣而產生的結果，春天多掉髮使夏天的頭髮較少而不至於悶熱，至於秋天的掉髮則使頭髮再生加快，以便在冬天的時候有保暖的效果。自然的掉髮髮根呈現橢圓形、黑色，異常掉髮的髮根不是尖頭形狀就是橢圓形而附帶一點髓鞘細胞。

過敏與頭髮

當我們開始出現白髮的時候，心理難免會緊張，甚至生氣為什麼會長出白髮？於是便會讓人想將那根白髮拔出來，以避免再生；事實上，我們每根頭髮的毛囊都是同時長出二至三根毛髮，你如果將其中的一根拔除了，其髮根的髓鞘細胞都會被一起拔出，因為你破壞毛囊細胞的結果，其他毛髮也不可能再生長出來；另外抽菸除了造成他人的空氣污染外，對於自己的肺臟、氣管也會造成尼古丁傷害，這些尼古丁雖然有興奮神經的作用，甚至刺激荷爾蒙的分泌，然而，畢竟它會影響胃腸的消化及吸收，以至於頭髮養分的供給也會受到影響而缺乏；而酒精會對於肝臟的代謝產生障礙，身體會堆積許多自由基，這些自由基同時也會傷害毛囊黑色素的生成，促使掉髮的速度加快，不利頭髮的生長，至於碳酸飲料，大部份是冰冷的液體，刺激食道、氣管及腸胃使其運作功能降低，而長期的飲用冰冷食品也會使全身的免疫系統功能下降，自然不利頭髮的成長。

在治療的過敏患者中，有許多人有乾眼症，這種乾眼症在西醫的治療中只能用人工淚液或葉黃素，但是往往效果不彰，因為乾眼症大半來自晚上睡眠不好，不是睡眠淺就是時常多夢，以至白天疲勞沒有精神，所以對於國、高中生時常需要應付考試的學生而言，視力的使用異常頻繁，眼睛的疲勞是可想而知，這時只能靠點眼藥水來舒緩疲勞酸澀的眼睛，如此不斷過度使用眼力的結果，不只造成視力的退化，近視度數的加深，另外也傷害頭髮營養的製造及吸收，因為神經的疲勞將造成自律神經的緊張，連帶使胃腸的功能紊亂；而胃腸是一切內臟的基礎，中醫有所謂：「脾主中洲」的理論，所謂「中洲」即是「中土」之意，也就是「基石」。

西藥與頭髮

另外，時常服用西藥的朋友也要注意，西藥是化學合成，難免都有一些副作用；如果一瓶醬油是化學合成的，另一是天然製造的，請問你選擇哪一瓶?因此長期服用胃藥、抗生素、高血壓、糖尿病藥的人，往往在長時間藥物的累積之下，肝、腎方面會有所傷害，最近報紙登載國人每年服用二十二億顆的胃藥，殊不知胃藥的制酸劑含有氫氧化鋁的成分，長期此種鋁離子沉積在大腦皮質，最終可能造成老年性癡呆，也因此至今患老年性癡呆的人越來越多，連前美國總統雷根，都難以避免；此種癡呆症相當恐怖，到後來連自己的孩子、親戚、朋友都不認得了，不小心走出家門也不知道如何回家。至於抗生素對於肝、腎的影響也會使得一些營養代謝不良，而頭髮的主要養分—多種胺基酸，只要缺少一些，便會造成白髮或脫髮的現象。

壓力、憂鬱、食安造成的頭髮傷害

身處現今的工業社會，每一個人都是那麼繁忙，即使已經下班回到家也只是想快點休息，不想到處走動；在這個資訊爆炸的時代，資訊的取得甚為容易，所以現在的孩子都比上一輩人聰明，只可惜我們的教育觀念，有關於道德方面的訓練比較缺乏，俗話說：「學壞容易，學好難。」在這眾多資訊當中難免也有一些負面教材，造成不想一步一腳印勤勞打拚的人，想用投機取巧的方式獲取金錢和成功；以致社會上充斥著許多食安問題，為了一己之私，不惜傷害國家及眾多人民，也讓大眾對於政府的監督有許多質疑，也使得大家在享受物質豐裕的同時，壓力也跟著越來越大；許多人整天忙忙碌碌的工作，結果換來連吃一碗飯都不安心；飲食以及身體的不健康，精神上及食安上的傷害，也會影響到頭髮的品質；那些不良的食物、油品、廢油、回鍋油等等，均會對髮質有所傷害，身為現代人變成要處處小心提防，因為食品的危機處理不好，對於整個社會龐大外食族造成更大的憂心；事實上，不僅僅是頭髮的危害，包括許多的慢性病，甚至癌症會那麼多（在世界排名趨前），實在是受到汙染的食物所造成；自求多福的人，只好多吃有機或無農藥的各種產品（如：主婦聯盟）。

化學染髮劑的危害

曾經有位病人已經七十歲，本身有高血壓及嚴重的白髮，服用高血壓藥超過十年，染頭髮的歷史也有十五年，有一次閒聊的時候，談到他最近都沒有出國旅行，我問他是什麼導致他沒出去？他就說：出國的時候，大家都坐上了遊覽車，準備到下一站景點，他會突然感覺有尿意，便舉手要大家稍等一下，以便他可以上洗手間；如此事件一再發生，以致他不好意思常耽擱大家，乾脆就不出國了。我說那你為麼不用尿布？回說，尿布太熱而且把褲子撐得鼓起來不好看。

不管是化學染髮劑或高血壓藥，長期的使用，均會對膀胱有影響，輕則頻尿、尿失禁，染髮劑也可能造成膀胱癌；有時商人宣稱其成分均為植物性的天然成分，但是不可避免的，染髮必須要有界面活性劑，才能使染色物質作充分且均勻地擴散，此種界面活性劑本身即是化合物，將造成頭髮的傷害；尤其是使用一次可以維持一、兩個月以上的化學染劑更要小心，這些著色劑，強力地固著在髮絲上，對於頭髮的皮質及髓質均會有一定程度的傷害；這些染色劑的化學成分不等，可經由髮根直接滲透到頭皮表面細胞，進而至血液循環，如此會長期累積在膀胱的平滑肌或括約肌上，則會引起上述頻尿或尿失禁的可能。

洗髮精的選擇

洗髮精的選用也是相當重要，化學性的洗髮精如果是鹼性而且泡沫多，會對頭髮之皮質黑色素有傷害，而且使用界面活性劑會將髮質中的皮脂部份過分去除，造成頭髮乾燥、掉髮多，又降低黑色素濃度的副作用，因此選用植物性的天然洗髮精雖然是比較昂貴，但是其具有供應頭髮營養，不傷髮質，甚至可以促進生髮的作用，所謂一分錢一分貨，為了頭髮的美麗及堅韌，事實上是值得的。

髮梳的選擇

髮梳的選擇應使用牛角而非塑膠類，因為牛角可以去除頭表皮上的濕熱，而濕熱又是使頭髮油性的媒介，體質弱有濕熱的人每每其額頭都是油亮的，即使每天洗頭還是覺得頭髮有油膩感覺；這些油脂大半存在於髮根的表面，造成頭髮的呼吸不暢，阻塞毛孔的排泄，因此很容易造成掉髮速度加快；另外每天梳髮除用牛角梳外，方向也要注意，通常我們是以頭頂的「百會穴」為中心點，百會穴是兩耳耳尖往頭頂延伸之交叉點上，我們拿梳子自前往後梳，如此在百會穴交叉，可造成頭皮下方的經絡通暢，氣血循環加速，而且頭皮的表面溫度上升（頭皮溫度下降時易於掉髮及出現白髮），如此則黑色素的形成容易，頭皮上之髮根變得堅固而不易脫落。

洗髮的頻率大致是每二至三天一次，頭皮的清潔相當重要，如果流汗有皮脂分泌物，會造成細菌滋生而易掉髮；洗髮時應使用指尖搓揉頭皮，不可用指甲或指腹，指尖本身也可做頭皮的按摩促進血流順暢。

有關頭髮理論

以中醫而言，「腎主骨，其華在髮」，醫學上腎主過濾血液及重吸收養分，但中醫的經驗「腎主黑」，腎氣表現在頭髮的色澤及多寡，所以注重頭髮漂亮的人更應注意腎氣的保養，保養腎氣勿食太鹹食物，平時多運動、鍛鍊腳力；需知我們雙足的力道來自坐骨神經，坐骨神經主控的肌肉群強健，則腎也會跟著強壯。另外肝主筋，司血液中各種養分的代謝作用，胃腸則主消化、吸收養分，胃腸不好也難保頭髮的養分足夠，因此腎、肝、胃腸三者是主要影響頭髮生長、滋潤的角色。

歐美人士喜歡慢跑，這股風氣也漫延至台灣，王永慶、王雪紅也喜歡慢跑；有醫學家指出慢跑有傷膝蓋，登山時下山也會傷及膝蓋，如果在跑步時有護膝保護，下山時有登山杖的幫助，應該不是大的問題；上了年紀的人，開始練習慢跑應該量力而為，剛開始時從四百公尺跑起，逐漸兩、三星期後再增加跑程，慢慢的，能夠每天跑上三千公尺也就不錯；至於跑的速度我覺得不必太快，因為快跑與慢跑最後的效果，事實上都是一樣的；甚至有的不喜歡慢跑，而改用快走也是可以。餐飲界股王戴勝益每天走路一萬步，許多本來的慢性病都消失了。巨大捷安特董事長，八十幾歲，騎長程自行車也變得老當益壯，愈騎愈上癮；這些人都是在鍛鍊其腳力，腳力好身體變輕快，腎也好了，頭髮自然有光澤、有生氣。

飲食與頭髮

頭髮與身體息息相關，有好的身體才會有好的頭髮；好的身體來自營養的均衡，充足的睡眠，有規律的運動三者缺一不可；在營養的均衡方面，蔬果類的份量應是一般魚、肉類的三倍以上，鹼性食物要比酸性食物多，因為我們的身體是微鹼性的，吃太多的酸性魚肉將破壞身體的健康狀態，會產生許多自由基，而自由基是造成許多慢性病甚至癌症的元凶，自由基也會破壞免疫系統，使我們對於疾病的防禦能力降低；就三餐飲食而言，應該多重視早餐，不可因早上不餓就不吃東西，早餐應該吃少量而營養均衡的食物，午餐可以多吃多樣化食物，至於晚餐則盡量少吃，尤其是九點以後千萬不要吃消夜，因為我們的肝膽、腸胃需要休息，不要再加重它們的負擔；膽經是十一點就停止活動，所以十一點睡覺是最好的，每晚最好睡足七小時，務必讓自己感覺睡醒時有睡飽的滿足感，如此第二天精神才會充足，工作效率才會提高，更對頭髮有益。

運動與頭髮

至於運動，自小應養成運動的好習慣，所謂「養心在靜，養身在動」，年紀大要再養成好的運動習慣確屬不易。每周能夠運動三次，以至流汗且心跳一百二十下以上，這是基本的要求；人上了年紀肌肉的退化逐步進展，良好的運動習慣，可以使你的肌肉有力而不致退化太快，瘦肉才不致被脂肪所取代；注意具甜份的飲食常常會變成脂肪，貯存在肌肉、腹部及肝臟，夜晚的宵夜由於缺乏運動，無法消耗過剩的熱量，也是造成國人普遍脂肪肝的主要原因；因國人脂肪肝比率甚高，如果不藉由運動是不易消失的。而且有部份脂肪肝的人，會因肝臟代謝不好而造成肝硬化，肝硬化即是肝的纖維化，纖維化嚴重時會使肝臟體積變硬變小，失去功能，即俗稱的「柴肝」（尤其B、C肝炎帶原者），如果病情發展至「柴肝」很可能會產生腹水，腹部腫大，如此離生命的結束已經不遠了。

醫學的進步，醫藥的發達，使得國人的平均壽命延長，以目前的統計，女性已達八十五歲以上，男性也近八十歲；回想小時候，看到那些老人，一但五、六十歲即髮蒼蒼、視茫茫，顯得異常的蒼老；當時的情況是：大家的飲食無法充裕的年代，而現代人五、六十歲看起來則比較年輕，顯然與壽命延長有關，但是許多的慢性病及癌症卻也大大地增加；許多上了年紀的人都是三餐在吃藥，不是吃三高藥就是吃胃藥或疼痛藥，西藥只是症狀的控制而非治好疾病。事實是，生命即使延長，但生命的品質不見得更好；物質雖然充足了，但是也不見得人生更快樂，只因這個社會也變得比以前更複雜，地球過度開發，人心更貪婪，以前的長幼有序，尊師重道，現在也變稀少了；因此存之於現代人心裡的修養，及道德觀相當重要，過多的物欲將使我們的內心不平靜；只要人生積極、勤奮，更重要的是要如何讓我們的社會更美好，人生更幸福，有了這些人生態度，才可以使我們在精神方面更安穩，同時對於自己的頭髮有所幫助。

第十章　再談憂鬱症

長期的過敏會造成失眠，而失眠又是憂鬱症的元凶，所以談過敏不可不對憂鬱症有所認識；人都是有情緒的，碰到好的事情會高興、快樂，碰到不好的事情則會憂鬱、發怒、不快樂；如果一個人負面的情緒維持過久，對於本來有興趣的東西也不再感興趣了，接著又有失眠，思考及注意力不集中；健忘，說話的聲調低沉，甚至常沉默不語，食慾降低或暴飲暴食，對自己的負面情緒不斷，終至產生自殺的念頭；以上這些症狀對於憂鬱症者並非每項都會有，但是如果大部份的指標或多或少有出現，則可能是憂鬱症了。

以中醫的觀點而言，有所謂人的七情，是指喜、怒、憂、思、悲、恐、驚，這些情緒都會影響我們五臟六腑的運作，因此我們必須能將自己的情緒控制得宜，過喜會傷心，過怒則傷肝，過憂則傷肺，過思則傷脾，過驚則傷腎，所以中醫的心、肝、肺、脾、腎剛好對應於情緒的五種表現；人必須要能調節自己的情緒，不要讓負面的情緒長期地影響我們身體的運作，否則自體的免疫系統及自律神經都會有不良的影響。俗話說：「女人心，海底針」，一般而言女性大都個性保守，有許多事情除非碰到喜歡的人，否則通常比較會隱忍在心中；雖然女人是感性的動物，善於流淚，但是女人患憂鬱症的比率卻是男人的兩倍，至於女性的憂鬱，通常表現在四個方面：

一、**經前症候群**：女性經前症候群包括許多症狀，在此要討論的是有關精神方面的，經期欲來的女性大部分有憂鬱，情緒起伏不定，活動量明顯減少，並且有易怒的傾向，這些症狀在經期結束後便慢慢地減少，以致消失。

二、**懷孕期的憂鬱**：大約有二成左右的懷孕婦女會有憂鬱現象，特別是懷孕的年齡太低，或未婚及單親家庭，如果夫妻關係不佳，社會支持不好，對懷孕的恐懼或無知，都會造成孕婦的憂鬱症狀明顯，而且孕婦有此種精神狀態，勢必影響胎兒在母 體內的發育（特別是胎兒腦部）；最近的醫學報導，常談及胎教的問題，足見現今的科學家也更加注重胎兒受到母體情緒的影響，加上如果孕婦有抽菸，喝酒，嗑藥的習性，難保未來胎兒出生之後，對其長遠的身心有不良影響。

三、**生產後的憂鬱**：此種憂鬱是大部分產後的女性都會有的經驗，所表現也是失眠，易怒，焦慮，情緒不穩；然而這些症狀大都是在二周之內會結束，如果是超過四周以上，則必須尋求醫師或專業人士的幫忙，如心理醫師在心理上的開導及支持，將會有部分的改善；適當的服用中藥的鎮定劑，是可以更快地提前結束此種症狀的持續發生。

四、更年期憂鬱：女性更年期的標準年齡是四十八歲，在此年齡的前後三年都可能發生，由於更年期婦女此時期的荷爾蒙逐漸減少，這些內分泌的激素大大地影響女性 身體及心理上的表現。

更年期女性荷爾蒙的減少意謂著女性開始邁向老化，因此身體內的五臟六腑也逐年退化；有一說是可以補充人造荷爾蒙，以避免退化太快，然而這些化學性的藥劑如果長期服用，將會有癌症的風險；如果給予中藥的天然荷爾蒙，或大豆異黃酮反而比較不會有問題。

至於更年期的憂鬱，常表現在身體的易發熱、潮紅所致的情緒不穩，或易緊張，易憂鬱，睡眠障礙，易怒等方面；這些其實均可以用中醫來予以調理的。

男性的更年期表現比較緩慢而且不明顯，由於男性荷爾蒙分泌降低，以至於在身體體力方面較差，肌肉也因睪固酮的缺乏而慢慢地萎縮，取而代之的是脂肪增加，尤其顯現在腹圍方面；因此，縱然已經達到更年期了，但是日常生活的運動仍需持之以恆；古人所謂「養心在靜，養身在動」，更年期的男人不必再像以前那般爭取成就排名，賺大錢，已屆退休的年齡應該怡心養性；然而身體的逐漸衰弱，會給男人有害怕失去青春的恐懼，因而容易表現在情緒上的易怒，易怒的情緒可以掩蓋男人的憂鬱；如果年齡越長，則可能有一些慢性病纏身，加上社會地位降低，經濟能力大不如前，有時需依賴別人的接濟，如此下來，老年性的憂鬱必然會多多少少地顯現出來。

中醫是以辯證論治來治療憂鬱症，憂鬱症有兩大特徵：一是胸悶，一是失眠；如果能夠解決這兩個問題，讓患者可以好好地休息，恢復體力、腦力，有足夠的能量來應付外面工作的壓力，則憂鬱症便不致發生；不過在心理方面也要了解患者的困難，盡可能 地幫患者解決問題，如此雙管齊下，可以使世紀的難題一憂鬱症，獲得更快的治療。在心裡的治療方面，我們可以藉由團體的治療使病人的憂鬱降低，因為人是群居的動物，人與人的關係是否和諧會造成病人的精神狀態，尤其是和我們最親近關係的父母、子女、兄弟、姐妹，家庭的觀念及教育是否正確，是否偏差，這些都是要攤開在心理醫師的審視檢驗下來一一調整；因此，病者所住的家庭，其相關成員必須能夠讓其感受到被包容、被愛、被關懷，如此病者的憂鬱，才有可能快速因家庭的支持而獲得改善。在歐、美國家心理醫師的角色是相當重要，不遜於普通身體的醫師，人活在世界上，難免在精神、心理的領域遭遇困難，這些困難有時需要藉由心理醫師的調和，才能重新導正於人生的軌道；在國內，由於心理醫師的闕如，以至於許多兒童或青少年，在家庭有缺失的情況下，無法穩定地步在人生的道路上，以致在缺乏愛與關心的情況下， 有所謂的不良少年，幫派，吸毒，暴力的產生，許多年輕人走在人生危險的鋼索上，不知何去何從，有的運氣好有貴人相助，就能走向正途繼續奮鬥，而有些青少年便一蹶不振，走向不歸路，甚是可惜。

以美國而言，離婚的比例有一半；在台灣也是如此，許多年輕人在購屋困難的情況下，變得越來越晚婚，許多人不敢結婚，僅過著兩人同居生活，或勉強結婚也不敢生孩子，如此造成台灣的生育率一直下降，而老年人口相對地一直增加，如此造成青年人勞動力總數也相對下降，而扶養老年人的負擔卻愈來愈重；社會變遷如此快速，家庭婚姻 對個人的影響不可謂不大；現在的家庭有許多離婚、再婚、繼父母問題，對孩子的教育，不似以前的大家庭：三代同堂，祖父母在家可以幫忙照顧孫子；現在年輕人喜歡獨立生活及成家立業，不受長輩牽制，享受自由自在的生活；但另外一方面，也因此衍生出許多家庭問題；夫妻相處有許多是需要互相包容與關懷，所謂相愛容易相處難，如果愛情的力量逐漸淡化，夫妻關係的維持，必須藉由許多的忍讓來完成，不管男、女雙方都不可藉由改變對方來適應自己，男女關係不和諧的情況下，每個人應從改變自身開始，對方才有改變的可能。

由於雙薪家庭越來越普遍，家庭所得增加，雖說貧賤夫妻百事哀，但物質生活的豐富，並不能保證家庭更和諧；太太除了上班之外，尚需要負責家庭的繁重工作及教育孩子，男人下班之餘，肯在家庭工作上幫忙的較少，因此許多事情均會使得太太在精神方面承受更大的壓力，如果情緒方面沒有好好地紓解，憂鬱的症狀便會應運而生；除此之外，有的還加上婆媳之間相處的不順利或衝突，使情況更加惡化。

因此有關婚姻的協談是相對地重要，有許多婚姻專家可以幫忙解決家庭內的部分問題，以免個人因為家庭因素的困擾，加上身體上的疾病（如睡眠障礙）造成憂鬱症之發生。還是一句老話，問題長期無法解決，病者本身又不得好好休息，乃是造成長期憂鬱的主要原因；人都是失去健康時才曉得健康的價值，現在是預防醫學當道的年代，而且一名專業的好醫師（上醫）是治療一個人尚未發病時候，也就是要找出個人可能會發病的機轉，予以事前防範，如此也可以減少國家健保費用的不必要浪費。

憂鬱症患者常常將注意力放在自己身上，如家庭問題、事業問題、經濟問題、病痛問題等等，因此無法將注意力引導到其他方向；轉移注意力其中一項活動即是「運動」，持續有恆地運動，讓它變成一種習慣，是維持健康的必要條件；就如王永慶先生每日清晨五點就找女兒王雪紅跑五千公尺，一年三百六十五天，每日風雨無阻，如此才有足夠體力維持台塑王國、電子王國；有人問王永慶那下雨天如何運動（路跑）？他說很容易，只要撐傘即可慢跑，所以說一位強者之所以為強，就是有許多常人沒有的見解及毅力，如此才能造就一個不平凡的人。

對付憂鬱症也是如此，我們必須要有不平凡的毅力和堅持才能戰勝這個世紀的疾病—每天慢跑三千公尺，當然一開始你可以從一兩百公尺起頭，慢慢地，增加跑程和時間，讓自己的身體肌肉可以慢慢地增加它的耐力和含氧量，如此鍥而不捨地造就自己身體的王國；另外，其他的運動如太極拳及騎自行車也是不錯的選擇，長時期的運動將帶給你強壯的心臟和通暢的血液循環，相對地，肝臟的代謝、腎臟的過濾和吸收均會提升，身體的廢物如自由基，可以及時地排除，而且運動可以加強副交感神經的興奮，如此可以平衡用腦過度所造成的交感神經興奮；當這兩者所組成的自律神經有所平衡，便可以幫助你入睡的品質和長度，人有了沉穩的休息、睡眠，才能有好的工作、學業表現，至少可以使你較陽光而不憂鬱。

而運動的頻率可以至少每周三次，讓自己能夠多流汗，心跳每分鐘達到一百二十下，如果可以天天運動當然更好，主要是身體能負荷即可；如果感到胸悶或喘不過氣來，那表示運動過量，此時應該減少運動的時間或頻率，以便讓身體有足夠休息；保握一個原則，做任何運動都需要持之以恆，如此才能產生好的果效。

使用藝術方面的訓練也可治療憂鬱，例如音樂，在練習音樂的過程中，可以培養患者能夠專注在樂器的使用，而不是注意在自身上；作為音樂治療，本身的旋律可以安撫人心和表達自己的情緒，使之平和；又如同繪畫，也是一種情感的表現，一種美感的體會，許多憂鬱病人都可以藉由繪畫的色調、形狀、事物等來表現其當時心境，而有經驗的治療師更可以利用其繪畫內容，來解讀其內心潛意識的隱藏或壓抑，藉以來治療患者的病情；至於舞蹈，可以藉由音樂的律動，來使自身情緒配合肌肉有節奏性的律動，放鬆病者的神經緊繃現象，使內分泌和自律神經有正常的協調作用。

在靈性的治療方面，宗教的力量也可以治療憂鬱情緒，宗教都是勸人為善，而且尊重生命價值，減少自殺機率，能夠犧牲自我的時間、金錢、體力去幫助他人，所以能改善個人心情；有句話很有道理：「有犧牲才有幸福」，各位讀者可以多多思考其真實性。曾經，有位女患者憂鬱症相當嚴重，甚至想要去自殺，他的姊妹勸告他說非洲孩童沒食物可吃，衣服破爛，沒水可洗澡，有病也不能治療，而且非洲環境髒亂，蒼蠅、蚊蟲滿天飛，以致於傳染病不斷（如現在的可怕伊波拉病毒），看她是否有意去幫忙？經過她慎重考慮，與其要死不如廢物利用，說不定有所轉機（宗教力量）。

在非洲，她幫助他們洗衣、煮飯、照顧病童、打理髒亂環境、驅除蚊蟲，並且利用廣闊土地從事種植蔬菜、水果，飼養雞、鴨等牲畜，每日從早忙到晚，以致忘記他自己是憂鬱患者；一年後，姊妹們問她是否回家休息？她說我在這裡很好，忘了我自己的病（事實上已痊癒？），如果再回家，我的病又會找上我，因此她選擇繼續在非洲幫助那些孩童。

提到憂鬱症就不得不提到自殺，許多名人都因為憂鬱而自殺，如倪敏然、張國榮、史維哲和最近喜劇演員羅賓威廉斯，根據統計：憂鬱患者有三分之二曾企圖自殺，其中有一成患者死於自殺,而其中有四成患者在三十至五十歲,女性自殺機率比男性高三、四倍，然而男性自殺成功比率高於女性三倍。

自殺的原因分外在環境及內在環境，外在環境迫使一個人想不開有許多可能：如公司倒閉，欠債太多無法償還，婚姻失敗，親人突然死亡，無法適應社會上人與人之間的問題；內在環境則是精神疾病，憂鬱症，酒精成癮，或某些特殊疾病，以上所言並不能包含所有自殺原因，只是列舉出其中一些可能因素；憂鬱的患者一定要尋求可靠專門的醫師來予以診治，尤其對於胸悶和失眠的問題，若能給予解決，那憂鬱已經去除一大半了。

鼻子的息肉會造成呼吸道的阻塞，以致身體內的氧氣會減少，也就是血氧濃度會降低；對於心臟而言，當心臟缺氧的時候，為了快速供應整個身體的氧量，必然也會加快它心搏的速率，以至於心跳增加至八、九十下以上，此種情況，如果短期內不予改善，則患者本身除了心悸及胸悶現象之外，慢慢地，長期的心跳過速將進一步變成心律不整，所謂的心律不整就是心臟時而跳快時而跳慢，心臟是內臟器官唯一的橫紋肌，打從我們人類未出生之前，肧胎時，心臟就開始跳動，此種跳動，必須要等到有一天，你要離開這個世界時才會休息；所以心臟是一生都在不停地工作，它需要有充足的氧氣、營養，而這些物質完全端賴心臟附近的血管供應，如有一、兩條血管堵塞或半阻塞，則影響它的運作，輕則心律不整，重則心肌梗塞，嚴重者可能造成忽然心跳停止，此種停止如不急速搶救，讓他恢復，只要四到五分鐘頭腦缺氧，即使人救回來了，但頭腦便會造成永久性地傷害，甚至變成植物人。

長期的缺氧，會有心悸和胸悶現象，而缺氧又會造成晚上翻來覆去，憂鬱症的兩大特徵：胸悶和失眠，如果偶而到心臟科醫生那兒，有可能被診斷成心臟病，也可能要吃一輩子心臟藥；所以憂鬱症病人的胸悶或胸痛必需小心做鑑別診斷，確認是否為心血管異常或血脂、膽固醇過高?許多癌症病人都會有憂鬱症，這是因為癌症許久以來都占死亡率第一名，畢竟能夠逃離癌症死神魔掌的人不多，癌症的發生是與個人飲食及生活習慣有關，除非個人能痛下決心，徹底根除自己的壞習慣（包含生活、飲食種類），否則實在是回天乏術。

曾經有位病人，是肝癌末期，醫生判定他只能再活半年，於是他跑到山上去蓋民宿，自己養雞、種菜和水果，他想反正只剩半年了，要快快樂樂地把這半年過完，再也不管人世間各種是非了，由於他在海拔三千公尺以上，生活中之水質和食物均未受外在環境污染，而且高山空氣又清新，許多上山的民眾來此是為了度假，他就為他們準備乾淨的房子和食物，忙得忘記自己的病，如此匆匆過了十年，身體愈加硬朗，當回去醫院複診時，醫生嚇了一跳，以為他老早就不在人世了。

我所要強調的重點是：有了癌症不必傷心，不要問為什麼是我？好好地建立起人生的新生活，就能將憂鬱症遠遠地拋棄，不須悲觀或生氣或自怨自艾，人都需要有正向思想和行為，才能讓自身改頭換面；所以說，打敗憂鬱這個世紀疾病，要與醫師聯手合作，增強自己專業知識（可從網路上），痛定思痛，洗心革面，尋找自己喜歡做的事去做，尤其規律的運動和良好的起居生活，選擇有機無農藥汙染的食物，如此才能一步步地重新建立健康及有免疫力的身體。

第參篇　鼻過敏的治療

我們常看到一些老人或老榮民，每到醫院都是一大袋、一大袋地去拿藥；看到他們的服藥方式，常是一服就是半碗的藥，這些藥服下去，肚子也就飽了，飯也不用吃了，我在想，這樣的人生，您我願意嗎？事實上，只要將免疫力及自律神經好好調節並養成正確的生活習慣，就不容易引發至其他的慢性病或癌症，而我們的生活與生命也將活得更有價值及尊嚴，我們的事業也能有更大的發展與突破，並且壽命必然大大延長。假如有一種藥宣稱可治好過敏，但是卻無法將第二篇第三章中的 A~Z 症候群一併治好，我想那是不可能存在的。

世界上有許多的中西藥均對「過敏」有效，然而卻很少一種藥能夠全然將過敏根本去除。因為中醫對於病理的傳變講三陽傳至三陰，所謂的三陽是太陽、陽明、少陽；三陰則是太陰、少陰、厥陰；一般藥物的作用僅及於三陽，而過敏的毛病其實以長期而言，已達於三陰，因此根本治療的藥需要將三陰的症候全部除盡，才有辦法讓身體徹底恢復健康。

只有從根本徹底恢復身體健康，因風寒和體虛所造成的各類疾病或過敏都將不復存在，現在就讓我們一起來分享正確的養生之道！

第一章　耳鼻喉相關問題

西醫有一個分科稱耳鼻喉科，為何要把耳鼻喉擺在一起？那是因為耳朵、鼻子、喉嚨是互相連通且互相影響的，所以只要有鼻子過敏，有發炎現象很容易造成喉嚨急性或是慢性發炎，耳朵和喉嚨有一個耳咽管相通，所以造成咽喉發炎的細菌，尤其在小孩子免疫系統尚未發育成熟的情況下，易於因為細菌感染造成中耳炎；至於大人，也易於因耳咽管的黏液阻塞而造成耳朵重聽或回音的困擾。

過敏的病因

所謂過敏，即是我們身體對於某些食物或外來物進入身體內的過度反應，外物有很多，例如塵蟎、花粉、灰塵、某些動植物、昆蟲及皮毛等等，我們稱之為「抗原」，身體有過敏傾向的人易於對周遭事物（抗原）有過度反應，這些反應包括打噴嚏、流鼻水、鼻塞、流淚、皮膚紅腫等；過敏有個比喻，就像狗聽到門外有異音，就吠了大半天，正常的身體就如一隻大狗，他可以憑大腦經驗來判斷是否為風吹草動或小偷入侵，頂多吠一聲再觀察動靜，不會毛躁不安；有過敏體質的人，會如小狗膽小害怕，吠個不停；過敏與免疫系統也是相關聯的，一個人有過敏體質，意味著他的免疫系統是有缺陷的，外來物質的入侵會使我們身體的淋巴細胞產生所謂「抗體反應」，引起身體不適，如同樣物質在另個時間點又入侵時，身體內的抗體便能產生對抗性的反應，以避免身體遭到攻擊。

免疫系統猶如國家的國防，就如同軍隊抵抗敵人，而一般我們施打的疫苗就是這個原理，醫學上把流感病毒予以減毒處理，確定不至於會造成過多傷害的情況下，注射進入體內，使身體因這些類似病毒的刺激而產生抗體，這些抗體淋巴球便可對抗未來萬一被流感的病毒傳染時，作為防禦之用，那我們便能對那次的流感產生免疫作用。

鼻過敏有何身體上的反應

最常見的反應就是打噴嚏、流鼻水、鼻塞，這些反應都是因外來「抗原」所引起，然而，這些基本的反應並非全部，他還可以引起頭暈、頭痛、流眼淚、疲勞、睡不好、沒胃口等症狀，常造成日常生活及工作上的困擾；有許多患者常因感冒持續不癒來就診，事實上，如果患者超過一個月以上都維持在呼吸道的症狀，那可能就是慢性過敏在作祟；我們的處理方式變成兩種：感冒加上過敏，如此病友們才能快速痊癒，然而處理慢性鼻炎卻非一兩天即可完成，通常單單處理症狀是較快的，但是沒有症狀並不是代表身體完好；事實上我們必須調節他的免疫系統，此外生活上的一些忌口也是必要的，如冰品、炸物、麻油、花生、酒等這些動火氣的食物要暫時一概拒絕。

鼻過敏的致病來源

環境裡有塵蟎，塵蟎是類似跳蚤的小生物，它會隨著地面上的灰塵吸入我們體內，造成過敏原（抗原）入侵；其他如飄揚在空氣中的花粉，由於各個季節所產生的花粉不同，如春天的扁柏，杉木；夏天的銀杏，松木；秋天的艾草，車前草；不同的花粉，對於不同的過敏患者之刺激及反應均不同，其他還有一些潮濕氣候所產生的黴菌，這些也算過敏原。

父母親均有過敏體質，其遺傳與孩子的機率約八成，如果其一有過敏體質，則約有三成至四成機率；因此遺傳的因子表現在後代的影響不可謂不大；另外，個人在環境中所受的精神壓力，也易促成免疫系統的下降而產生過敏，因此，如何排除事業或家庭經濟等等壓力，也是我們需要關注的：譬如適當的運動習慣，除了促進身體的循環之外，也可排除壓力對身體的不良影響。

鼻過敏的預防及治療

鼻過敏所引起的症狀繁多，通常醫生會問診疾病的起源、時間、環境等，還包括是否有氣喘、蕁麻疹、皮膚炎、睡眠狀況、胃腸消化等等；以西醫而言，最重要的是找出「過敏原」是什麼，當患者提供各種病體的資訊後，醫生會針對各項可能產生過敏的原因予以釐清，甚至做些抗體的實驗，所謂的「皮膚試驗」即是；將各樣可能的過敏原注射在皮膚上，如果具有某些會引起皮膚過敏的物質，同樣地，在人體表皮上亦會有過敏紅腫的反應，當醫生知道了某些抗原是造成過敏的元兇之後，我們便可以想辦法避開它們。

因此，改善環境因子是需要的，所以在我們附近的抗原都是造成過敏的原因，譬如對貓狗的皮毛過敏，就不要讓動物接近；飼養寵物目前是一種流行，但是有皮毛過敏的人就喪失養寵物的權利，如果是因花粉過敏，那一但知道某些植物所造成花粉的飄散，可能會有很長的一段距離均會受其影響；故除了避開之外，致力於驅除雜草，整頓好自己的庭園，不失為一項預防的措施。

如果各種預防過敏原都避免了，還是有過敏的存在，那可能就要使用藥物來調整身體，須知我們的自律神經是由交感和副交感神經共同組成的，如果我們一直在工作而缺乏適當的休息；那交感神經必然持續地興奮，相對地，副交感神經就被抑制了；人類的自律神經必須交感和副交感神經相互平衡，才會健康，因此時常動腦的人，便需要一星期至少三次運動，每次運動二、三十分鐘，直到流汗後，且心跳達一百二十下，才能達到副交感神經興奮的效果；至於常使用勞力的人，他的平衡方式便是多多閱讀書籍，或是做一些動腦筋的事情，如此，我們的自律神經才能平衡，有了自律神經的平衡，免疫系統才會跟著強健起來；免疫系統可以產生各種抗體來對抗過敏原，使我們不會受環境抗原的傷害。

西醫目前常用的藥劑有類固醇和抗組織胺，類固醇雖然可以有效抑制各種過敏症狀之產生，但是它有其副作用，長期使用會有月亮臉、水牛肩，更甚者會有洗腎的可能；至於抗組織胺的使用會使人昏睡，全身慵懶，提不起勁，嗜睡等；這些藥劑均是一時症狀的緩解，對於過敏的治療本身沒有太大幫助。

中醫治療過敏有分兩種：一種是症狀治療，是依照症狀來治療，解除因症狀所造成的困擾；另種是調整體質，因為過敏是需要整個體質的改變，調整，才能恢復機體的正常運作，也就是調解免疫系統及自律神經；而這兩者均是易被風寒所侵擾，正是醫聖張仲景所言：「風為百病之長」，風寒一旦進入人體，將除了影響以上兩個系統之外，尚對五臟六腑造成干擾現象，因此，過敏絕對不是單一症狀，而是一個症候群；調整體質各個中醫師能力均有不同，真正要把體質調到過敏長期不再發生，也就是所謂「斷根」，才算完成。

曾經筆者在宜蘭碰到一位宜蘭建築公會理事長，他帶著妻子來看病多次，而他坐在旁邊一直在打噴嚏、擤鼻涕，直到他妻子看好病了我才對他說：「你的鼻子有過敏為何不治療呢？」他回說：「我已經看了五十多年中西醫，甚至看自費每天藥費三千元都治不好，因此我老早就絕望了。」我跟他說，就算被我騙一次好了，試試看！也因此他勉強接受我的治療，結果自從看了一次以後便欲罷不能，一直到看完兩個多月，就把他的過敏看好了。

以目前大部分中、西醫師均沒有把握治好鼻過敏而言，患者只能自求多福；筆者仍是建議以中藥配合保健食品「調體適」來徹底改變體質，才能真正有效的來治癒過敏。

咽喉及慢性發炎

咽喉慢性發炎通常表現在扁桃腺上，扁桃腺上有三個部分，我們常見的稱之為口蓋扁桃腺，另外尚有舌扁桃腺及耳咽頭扁桃腺，各扁桃腺均有黏膜的淋巴組織，因此，可以有效地阻絕外來細菌、病毒攻擊，此為第一道防線，所以他們可說是耳咽部的免疫系統。

有許多孩童因為經常傷風感冒，以致咽喉部扁桃體便常態性的肥大、紅腫、疼痛不堪，就診耳鼻喉科時，醫生也無法有效地將腫大的發炎扁桃腺恢復正常大小，以致建議孩童父母割除扁桃腺，以絕後患。但割除後，即代表體內的第一道防線缺乏防禦機體，也猶如交通系統缺少警示作用的紅綠燈，所以被割除扁桃腺的孩童容易得到小兒麻痺，或其他嚴重疾病；雖然說小兒麻痺已因為疫苗而絕跡，但還是可能有其他病毒或細菌的入侵，造成其他罹病的機會。

還好扁桃腺真正發揮作用的時期僅僅在五到六歲時，當口蓋扁桃腺和咽頭扁桃腺同時腫大時，會阻止呼吸道氧氣進出，造成血中氧氣濃度不足，頭腦缺氧；而缺氧也會影響睡眠及讀書效率，只有在此情形下才不得不去除扁桃腺。

扁桃腺經常性的腫大和發燒，應考慮的是是否有其他相關疾病，譬如鼻子是否過敏？中耳是否經常發炎？孩童氣色是否不佳？睡眠是否夜夢等，如果不是，如此純粹是扁桃腺肥大大可不必理會。

扁桃腺發炎有急、慢性之分，通常會伴隨發高燒接近四十度，喉嚨痛，扁桃腺腫大，甚至有斑點的出現；一般急性期在耳鼻喉科的處理都使用抗生素來消炎止痛並退燒，若嚴重可能有扁桃腺膿瘍出現，使扁桃腺附近組織亦同時產生紅腫現象，以致食物吞嚥都有困難，此時應以外科將膿包引流出膿液。

慢性扁桃腺炎常因急性期的扁桃腺炎未處理好，以致造成扁桃腺的經常性發炎，這些發炎常和氣管或食道中有一些細菌或濾過性病毒的感染有關，本來這些微生物與人體並存於氣管，食道並不會有太大的干擾，然而病者本身如果免疫系統不好，如過敏性鼻炎等全身性毛病，則發展為慢性扁桃腺炎的機率大增，這些口腔的微生物又會造成腎臟發炎，風濕關節炎，心臟二尖瓣傷害及皮膚炎，最嚴重的情況有可能致命。

耳朵的問題

耳朵經常性地產生耳垢，這些耳垢容易滋生細菌，造成發炎，也就是俗稱的中耳炎或外耳炎；我們使用掏耳器來掏耳垢，就是避免耳垢的細菌過度繁殖傷害耳道，然而使用掏耳器要小心，首先是掏耳器本身需要消毒乾淨，避免又帶入更多的細菌；再則要了解耳朵的構造，因我們的耳朵本身就有彎曲的前段，故最好請耳鼻喉科醫生幫忙比較安全。

經常會有上呼道感染的患者，也就是經常感冒的人，有可能就有過敏性體質；感冒時有可能會造成急性中耳炎，中耳炎一般醫生的處理是給抗生素；鼓膜底部與鼻子底部的耳咽管存在的細菌及病毒，易造成中耳發炎；常常鼻涕倒流所造成的黏液易引起慢性咽喉炎；而慢性咽喉炎也易造成中耳炎。有些嚴重的中耳炎必需切開鼓膜，以排除膿液，以避免未來所可能產生的重聽現象。

急性中耳炎若未完全治好，很可能會發展成為慢性中耳炎，慢性中耳炎有可能造成重聽或腦部感染，甚至因細菌侵犯半規管而造成頭暈、目眩、噁心的症狀，甚至由內耳部分延伸成髓膜發炎；因此如果孩子有鼻子過敏，經常性地發生扁桃腺紅腫，容易感冒或中暑均應好好地調整體質，尤其避免冰冷食物入口。

急性中耳炎若發展成慢性，則會經常來犯，並有可能變成重聽的後果，故因此必須小心防範，要好好的配合醫生的治療，千萬不要自己服用成藥或來路不明的秘方。母親應對嬰幼兒的聽覺敏銳觀察，如拍手看他的眼睛是否會眨眼？聽音樂是否會隨節拍有所律動？對關門的聲音有否反映？成長以後叫他名字是否知道，已經上學的孩子對於老師上課的內容是否清楚了解？又成績如何？都要注意，因為一個人如果聽不好，則其學習必然也會打折扣。

隨身聽或耳機對於耳朵常造成傷害，尤其一些年輕人喜歡聽高分貝的耳機，他們隨著音樂起舞，旁人會覺得是否發瘋了?尤其如果耳機的聲音大到連旁邊的人都聽得到，如此將造成不可逆的聽覺傷害；需知道以目前的西醫，是無法解決重聽的問題，補救的方法只有使用助聽器一途，如此的傷害，除非請教有經驗醫師的特殊針灸法看能否有效。

有許多的重聽是無法治療的，如內耳聽覺神經障礙，如果母親在懷孕期誤服傷害性的西藥，或飲酒，抽菸等都有可能會傷害胎兒，造成畸胎、重聽，孕期母親得到德國麻疹，胎兒早產，小孩子腦性麻痺，也都易造成無法治療的重聽；孩子出生後若得到腮腺炎或麻疹也會重聽，所幸現今大家都知道要打預防性的接種疫苗，得到的機率大大地降低了。

孩子逐漸長大，但若不幸得到肺炎、扁桃腺炎、以至高燒，也要注意是否產生重聽?至於「結核病」所使用的鏈黴素，其副作用即是產生重聽，如此的副作用即使使用助聽器也不能有效，因為這是中樞神經受到傷害之故。

一般中耳,外耳障礙所產生的重聽現象,可以使用助聽器來擴大外面世界的音量，但是內耳聽神經受傷，並無法利用助聽器來協助，因為神經已不能具有擴音的功能，戴上去只覺外面世界的吵雜，卻聽不清楚聲音的內容；因此選用助聽器須經由醫師或專家來就個別的情況予以挑選，若隨便使用，有可能亦會傷害耳朵，造成更嚴重的重聽現象，不可不慎！

第二章　鼻通穴解決過敏鼻炎

鼻過敏的症狀，說難也難，說簡單也很簡單，如果光要鼻子的症狀減輕或消失的話，根本不太需要西醫的打針、吃藥或吃任何的健康食品，讀者只須做好以下步驟，即可自行去除相關症狀的困擾。然我所謂的鼻子症狀是包括：鼻塞、打噴嚏、流鼻水、打呼、鼻涕倒流，甚至因此造成的頭暈、頭痛、記憶力減退、胸悶、心悸、睡眠不好、黑眼圈、乾眼症等症狀。

介紹「鼻通」穴

首先，第一個重要穴道是「鼻通」，此穴為鼻過敏之天下第一要穴，然一般的中西醫師卻甚少用到，讀者或許會問「為什麼？」因為該穴並非屬於一般十四經絡的穴道，而是屬於經外奇穴（一般中醫師均使用「迎香」穴）。事實上，「鼻通」穴比「迎香」大大好用，因為它是位在鼻子內息肉的根部。各位想想看，一個（對）息肉乃數年或數十年長來的肉瘤，猶如一棵多年的大樹，你砍去它的整個樹幹，卻殘留其根，便會春風吹又生；因此，一般西醫使用的外科手術、鐳射，以及中醫的腐蝕療法，根本動不了它，只要有「根」的存留，必然三、五個月之後又會再長出來。

筆者曾受老同學陽明醫院主任賴榮年醫師請託，在市立陽明醫院擔任門診醫師，當時患者極多，也有許多醫師及護士讓我看鼻過敏，因為我對每一個過敏患者均為他們貼「鼻通」穴，所使用的極細小的針便是一般的「耳針」，由於附在耳針背後的黏性貼紙是不透明的，因此每一位患者鼻子兩邊均能很明顯地看到白白兩小片貼紙。本來我只是吩咐患者在晚上睡覺時才貼，早上一大早即拔除，或許是這兩片小小貼紙讓大家整日精神抖擻，因而醫院中的醫師、護士們不顧外在，整日貼著不拔下來。

這種情形持續一段時日，有一天醫院院長看到了，認為實在不可思議，便找來其中一位護士問明原委，該護士據實以告，院長勃然大怒，吩咐所有的醫護人員不可再在上班時間貼貼紙，此事件便因而不了了之。

現在談談「鼻通」穴的位置。它是位於鼻子兩邊鼻翼的上方 0.2 公分的地方（如第三章圖）。所謂鼻翼是我們呼吸的鼻孔上邊的薄薄之兩片鼻孔蓋，「鼻通」穴所在位置，剛巧是鼻腔內靠外側最易長鼻息肉的地方，所長的息肉有大有小，顏色亦各不同，大者有如花生米緊貼鼻中隔，塞滿呼吸道，其色澤有時甚紅，有時淡紅或粉紅，由於人是習慣性動物，具有慢慢適應的本性，因此往往鼻腔長期被塞住剩下一小部分的空隙仍渾然不覺，只是通常在睡時才有打鼾現象；也由於鼻腔通道變狹小，以致氧氣不夠，而造成頭暈、注意力不集中、過動症，此外，當心臟缺氧時便易心悸、胸悶，嚴重者會心律不整或二、三尖瓣脫垂，另則睡眠時呼吸道因平躺關係，更易被塞住，造成「睡眠呼吸中止症」，導致整夜翻來覆去、作夢頻頻，睡眠品質不佳而白天沒精神，中午若不睡午覺，便無法負荷下午工作。

「鼻通」穴相關

說到乾眼症，我們常在電視上看到許多政治人物在交談時，一直快眨眼睛，一般的中醫觀點認為這是「肝腎陰虛」導致，我卻認為他們大半是因睡眠太淺、品質不佳所致，只要我將病人的過敏醫治，其乾眼症即不治而癒。

即使你是家財萬貫、王公貴族，對不起！如果沒有找到對症的醫師，你還是得忍受病痛的折磨。談到黑眼圈，不可諱言的，身為女人都愛漂亮，而熊貓眼與人無精打采的印象，即使有化粧品、眼影可以遮蓋，畢竟不是辦法。黑眼圈代表睡眠品質差（有些眼科會認為是眼下皮膚之微循環不好）或睡太少，這些人代表著容易倦怠；所謂現代人「疲勞症候群」，就是說人體已經工作勞累了，加上睡眠品質又差、睡不飽，如此長期惡性循環，終將造成肝臟負荷過重；而肝臟虛弱的結果，有時會產生「迴光返照」，讓病人反而自覺精力旺盛，不用睡太多即可應付一切工作上的壓力，事實上，那只是「空心」的假象而已，再繼續下去便會造成肝硬化或肝癌。又若病人自覺疲倦，用咖啡、茶、興奮性飲 品來提振精神，長期更加速肝臟惡化。

第三章　遠離過敏DIY

「鼻通」穴的操作

這個「鼻通」穴實在是關係以上諸症狀太大了，至於「鼻通」的刺激 法有三：

1用右（或左）手的姆指及食 指共同相對按摩（壓）兩側「鼻通」穴，每次五分鐘，早晚各一次（如圖）。按摩時需有一定的壓力（感到微痛時為止），若鼻孔內有鼻屎，需先以衛生紙清除乾淨，以避免按壓時不適。

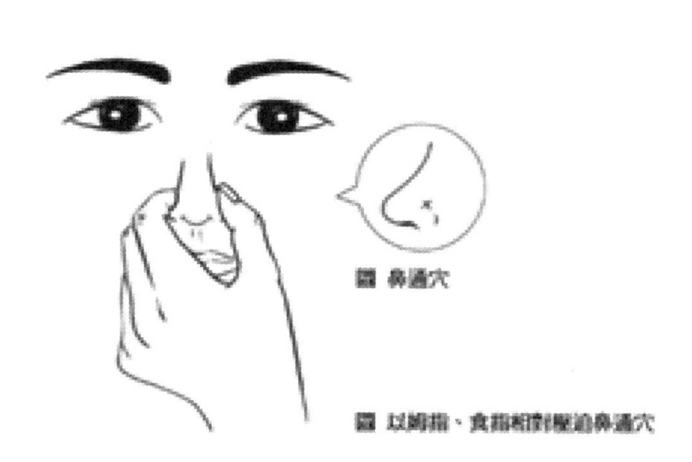

圖 鼻通穴

圖 以姆指、食指相對壓迫鼻通穴

2用中藥「王不留行」籽兩個（或日本磁珠），分置於3M紙膠帶（剪成1公分方正大小）上，然後分貼於兩側之「鼻通」穴，並配合按摩此穴。

3用兩個耳針分別將針尖垂直刺入「鼻通」穴上的皮膚內（如同圖釘按釘在木板上），刺入時要垂直皮膚，動作要準要快才不會痛（因為皮膚上滿佈痛覺神經，快速通過即較無痛感）。

※購買耳針時，有一種越南製的耳針，其貼紙部分是透明的，在中醫醫療器材行可買到，若怕難看可在睡前洗完臉後貼上，睡醒時則拔出（拔出之耳針要用衛生紙包好放保特瓶內，避免扎傷別人）。

貼「王不留行」的時間亦同。若以效用評分而言，按摩「鼻通」穴為六十分，用「王不留行」稍佳，而貼「鼻針」（即耳針）則為八十分效果。以上貼穴或按摩需每日進行，至少貼按三個月。

五、相關穴

第二要穴：合谷（原穴）

是大腸經的「合谷」穴，所謂「面口合谷收」（意即「合谷」可治面部及口部疾病），「合谷」穴可直通鼻竅、口腔、及面部之病灶。

位置在第一、二掌骨之間，約當第二手掌骨姆指側中點（如圖）。

主治：目赤腫痛，鼻衄，齒痛， 耳聾，面腫，咽喉腫痛，指臂痛，牙關緊閉，口眼喎斜，熱病無汗，多汗，經閉，滯產，腹痛，便秘，痢疾。

附註：孕婦禁針灸及按摩。

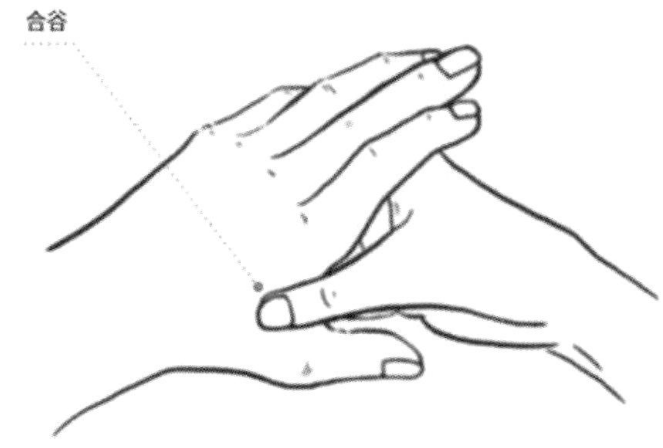

第三要穴：太沖（輸、原穴）

是肝經的「太沖」穴。

位置：在第一、二足蹠骨結合部之前凹陷中（如圖）。

主治：崩漏，疝氣，遺溺，小便不通，內踝前緣痛，脇脹，口喎，小驚風，癲癇，眩暈，失眠，頭痛。

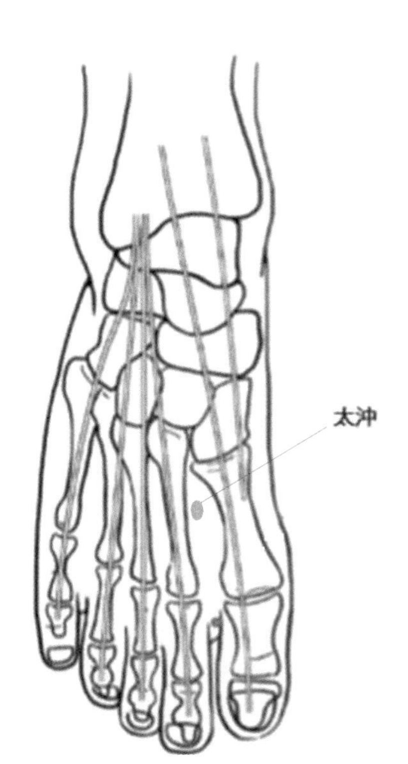

第四要穴：足三里（合穴）

是胃經的「足三里」穴。

位置：在「犢鼻穴」（胃經）下三寸，即距離脛骨（小腿前骨）前下一橫指（指一個指頭寬度），且當脛骨前肌上（脛骨脊往下之脛骨旁凹陷中）（如圖）。

主治：為強壯要穴。主治胃痛，腹脹，消化不良，嘔吐，腸鳴，泄瀉，便秘，痢疾，乳癰，頭暈，癲狂，中風癱瘓，腳氣，水腫，膝脛痠痛。

附註：小腿部外側，從膝臏下緣至外踝高處作十六寸折量。

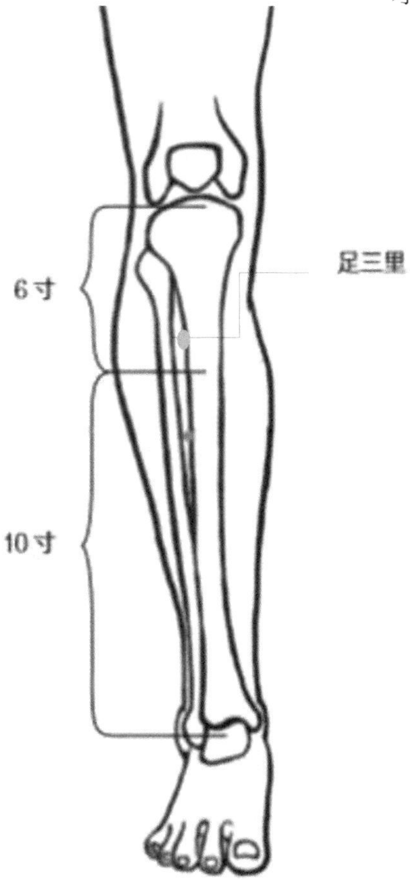

第五要穴：列缺（絡穴）

是肺經的「列缺」穴

位置：在手橈骨（即外側手骨）莖突的上方，手腕部橫紋上一寸五分；取穴時兩虎口交叉，食指尖端到達之小凹陷中（如圖）

主治：頭痛、咳嗽、氣喘、咽喉腫痛、口眼歪斜、牙關緊閉、手腕無力。

附註：八脈交會之一，通于任脈。

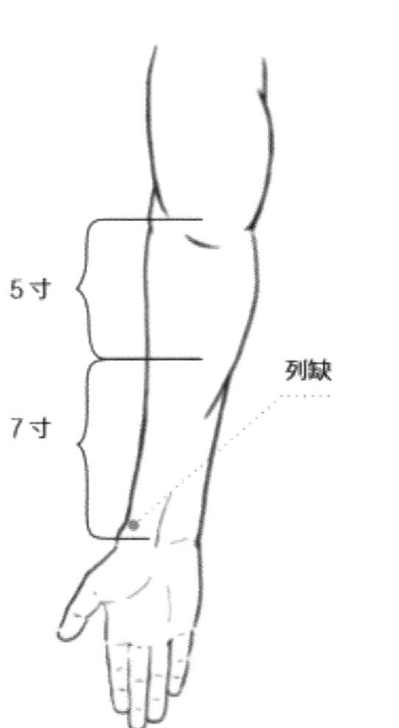

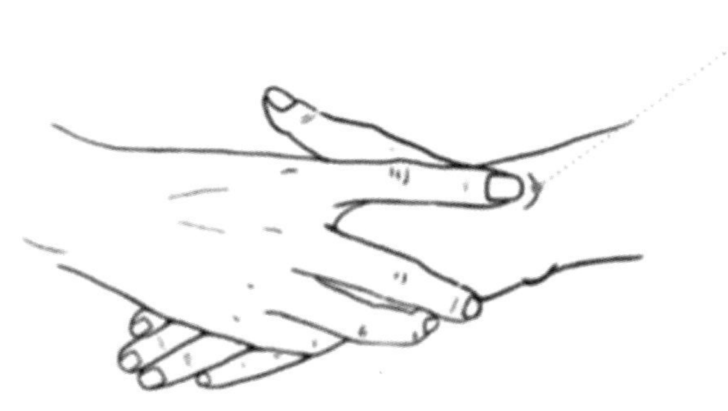

第六要穴：風池

是膽經的「風池」穴

位置：在「風府穴」（督脈）外側，當胸鎖乳突肌和斜方肌上端之間的凹陷中（如圖）。

主治：頭痛，眩暈，頸項強痛，目赤痛，鼻淵，肩背痛，熱病，感冒。

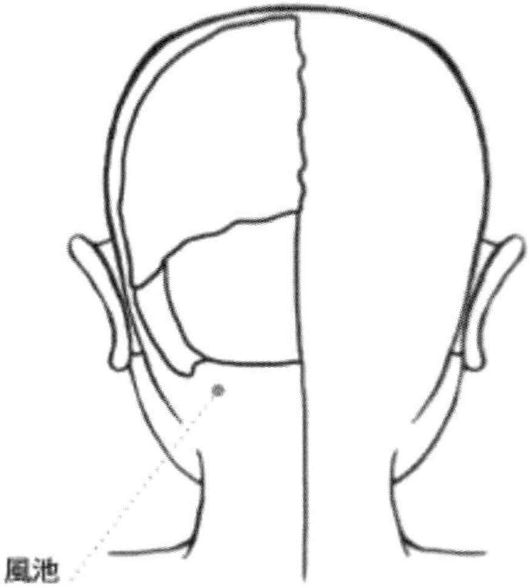

風池

第七要穴：太陽

是經外奇穴的「太陽」穴

位置：在眉梢與外眼角之中點，向後沿線交界處凹陷中（如圖）。

主治：頭痛，目赤腫痛。

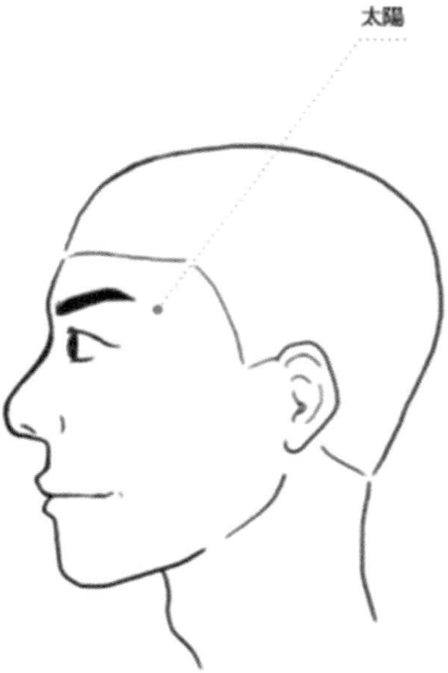

第八要穴：曲池（合穴）

是大腸經的「曲池」穴

位置：屈肘時，肘橫紋外端凹陷處，屈肘取之（如圖）。

主治：咽喉腫痛，手臂腫痛，手肘無力，上肢不遂，月經不調，瘰癧，癮疹，腹痛 吐瀉、痢疾，熱病。

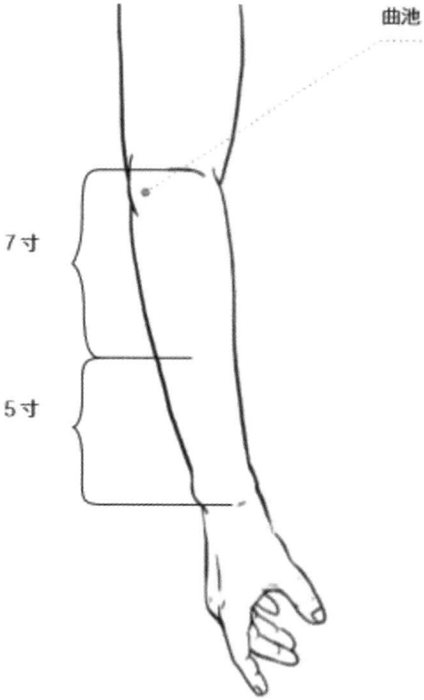

曲池
7寸
5寸

第九要穴：三陰交

是脾經的「三陰交」穴

位置：在足內踝尖上三寸（所謂三寸乃四個手指頭寬度），足脛骨（小腿前面骨頭）後緣（如圖）。

主治：脾胃虛弱，腸鳴腹脹，大便溏泄，消化不良，月經不調，崩漏，帶下，陰挺，經閉，不孕，難產，遺精，陰莖痛，水腫，小便不利，遺尿，疝氣，足痿，痹痛，失眠。

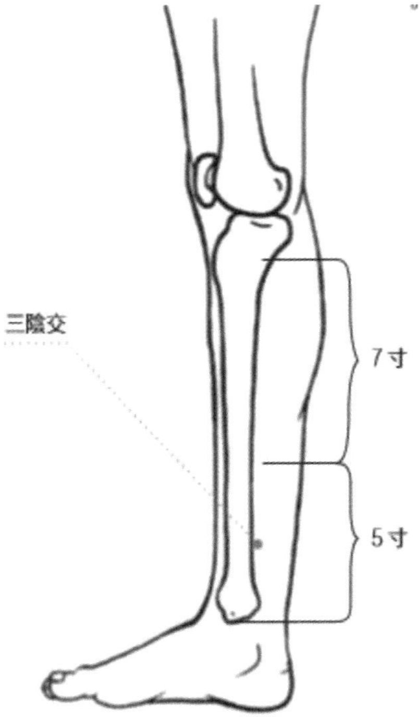

孕婦禁針灸及按摩。

以上諸穴是以第一要穴「鼻通穴」為首。每天做貼鼻針（耳針）或按摩動作，再配合其他穴位做小圓木棒（市售可，如圖），各穴按摩二分鐘，可讓你每日精神奕奕。

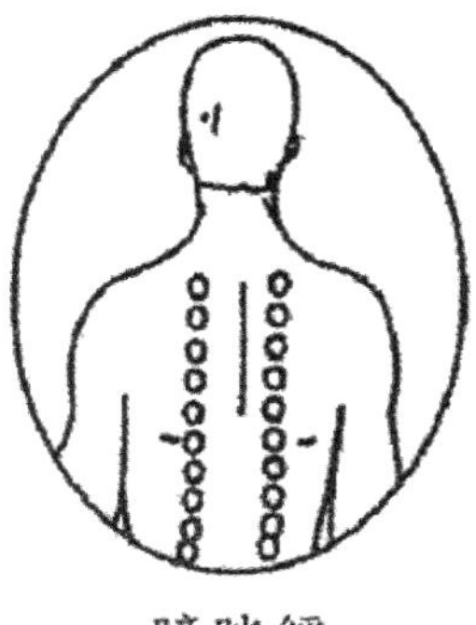

膀胱經

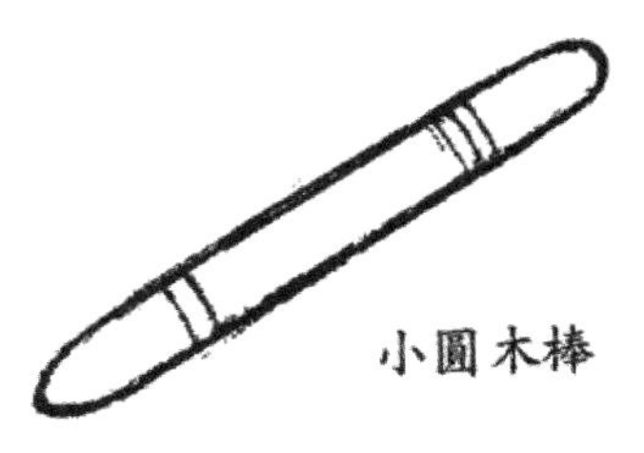

小圓木棒

第四章 保健茶飲改善體質

我一直強調，過敏體質不是病，也沒有西藥可以醫，唯一根治方法就是調整體質。雖然坊間已經有很多保健食品號稱可以治過敏、增加抵抗力，但到底是化學的東西，多食無益。因此我們會希望透過一些較天然健康的方法來進行改善體質，讓身體可以自然產生抗體，自然就不會造成過敏體質。

除了透過中藥調養和穴位按摩，筆者再為讀者準備每日飲用的茶包，幫助病情較嚴重者，內容為：柴胡一點五錢、黃芩一點五錢、西洋參二分、半夏一點五錢、辛夷一點五錢、香薷一點五錢、生薑一錢，請中藥房將這些中藥烘乾研碎，放於濾紙包內，每日早晚各飲用（煮）一包。現將諸藥材功用分析如下：

1 柴胡

處方名　柴胡

來　源　傘形科植物狹葉柴胡（*Bupleurum scorzoneraefolium willd.*）的根或全草。

性　味　味苦，性微寒。

藥理作用　疏氣、解鬱、散火。

2 黃芩

處方名　黃芩、嫩黃芩；枯芩、枯黃芩、片芩。
來　源　為唇形科植物黃芩（Scutellaria biacalensis Georgi.）的乾燥根。
性　味　味苦，性寒。
藥理作用　解熱、利尿、抗菌、抗病毒、抗真菌、鎮靜、降壓。

3 半夏

處方名　法夏、法半夏、薑夏、薑半夏、製半夏、半夏、蘇夏、製半夏。
來　源　為天南星科植物半夏【*Pinellia ternata*（*Thunb.*）*Breit*】的乾燥球狀塊莖。
性　味　味辛，性溫，有毒。
藥理作用　和胃止嘔、燥濕祛痰、散結消腫。

4 辛夷

處方名　辛夷、辛夷花。
來　源　為木蘭科植物木筆（Magnolia liliflora Desr.）的乾燥花蕊。
性　味　味辛，性平。
藥理作用　通鼻塞、治頭痛。

5 香薷

處方名 香薷、香茹、西香薷。
來　源 為唇形科植物海州香薷（Elsholtzia haichowensis Sun）的乾燥全草。
性　味 味辛，性微溫。
藥理作用 發汗，解熱；利尿。

6 生薑

處方名 生薑。
來　源 為薑科植物薑（Zingiber officinale Rosc.）的新鮮根莖。
性　味 味辛，性微溫。
藥理作用 發汗、健胃。

7 西洋參

處方名 西洋參、西參。
來　源 為五加科植物西洋參（Panax quinquefolium L.）的乾燥根。
性　味 味苦、甘，性微涼。
藥理作用 養陰、清熱、生津。

※**注意事項忌口方面**：過敏切忌食用冰品（包括冰水、冰過之水果要退冰、冰飲料）及燥熱食物（如炸物、麻油、乾花生、酒類、榴槤、荔枝、龍眼），皮膚不好或會癢者勿食用香菇、竹筍、海鮮類、芒果。如果讀者能謹記以上諸項，並確實執行，鼻過敏的毛病必然可以控制得宜；若想永久治癒、斷根的話，將在別章另行分曉。

※**附記**：讀者想要更快見效，可至中醫診所做「拔罐膀胱經」的動作（如第三章最末圖）。

第五章　居家日常過敏藥膳

在中醫藥學中一直有一個很重要的觀念，那就是「藥食同源」。在現代醫藥及化學還不發達的年代，食物和藥都是分不開的。上帝所賜萬物，無論是菜蔬、植物、可吃的禽獸(包括天上飛的地上爬的)，用以滋養人類，不單單可提供人類作為食物，也做為健體強身之預防，更有治癒疾病之療效。

韓國知名的歷史劇《大長今》、中國歷史劇《女醫明妃傳》中都有遇到窮人因買不起藥來治病，或是藥材來不及補給的時候，醫生們便利用隨處可見的野草、食物、花卉，甚至牛黃、馬寶等都可以用來治病。其功效看來好像不會輸給名貴藥材。這些其實都不是空穴來風或是民間偏方，而是幾千年來歷代老祖宗們和大夫們的智慧結晶，都寫在書中流傳後世，如此中醫才能有博大精深的經典可循，並兼顧臨床和學理。

近年來透過科學家的驗證和分析，也確實發現許多中草藥的萃取物能有效對抗一些現代西藥無法解決的病毒或傳染病，因此中醫和草藥也被列為現代醫學療法之一。像在中國，大醫院裡西醫開給病人的處方中，很多藥品根本都是中國傳統草藥所提煉出來的藥水、散劑或膠囊。而中國官方也將中國傳統草藥當成一門科學，成立機構進行嚴謹的科學研究，為的就是讓廣大民眾能有更多更好的治病資源。

前面我們都有提到：身體好了，自然就有能力去面對和應付各樣的疾病，所謂的過敏體質之病症也就不會出現。因此如果可以效法前人的智慧，在日常飲食中善用食物、中藥材，甚至是水果、花卉，都可以做為中醫很好的抗敏藥，如防風、銀柴胡、烏梅、五味子、白芷；容易對冷空氣過敏，還可加入幫助循環的桂枝、生薑；過敏症狀嚴重者可搭配蒼耳子，綜合藥材特性來調整兒童的過敏體質。到日常保健、減輕病徵的功效。

以下便是我利用在醫學院所學和翻閱中醫藥典，平常會提供給病人的建議茶飲和藥膳。

預防過敏防風寒茶飲

前面常見經常性的過敏，不外乎就是怕風怕冷，造成鼻涕連連或鼻塞，平常就應該力求增強抵抗力，並可在氣候變化中驅散風寒。

以下的茶飲只要透過沖泡就可以飲用，十分方便，所選用的藥材也是一般常見。家裡常備，早晚數次當作茶飲即可見效。建議多利用保溫杯、保溫壺，搭配過濾袋或是濾杯，將藥材洗淨後置入杯中，沖泡或是煮開即可飲用。這些茶飲對預防氣喘及過敏性鼻炎很有幫助，可以改善體質，增強抵抗力的功效；但是有些藥材，如西洋參或粉光參，於上呼吸道感染時就建議不要服用，盡量作為事先預防保健之用

※黃耆桂枝減敏

準備生薑三片、黃耆二錢、桂枝一錢、粉光參一錢、蒼耳子一錢。可沖入開水六百毫升，燜泡二十分鐘後即可飲用。

※西洋參茶

將西洋參、黃耆、大棗各三錢，加適量水煮開後，倒入杯中將煮好的湯藥當作茶飲。

※枸杞茶

利用家中常備的黃耆抓個五至八片，然後加入枸杞約一小把，加於三百毫升清水中煮沸，接著轉小火再煮至約二十至三十分鐘，即可飲用。

※益氣湯

早起空腹時，以西洋參二至三片，加入紅棗二顆，置於碗中並加入八分水量，放入電鍋或隔水加熱燉煮約二十分鐘，飲用藥湯。

※玉屏風

將黃耆、防風、白朮各三錢放入鍋中，加入淹過藥材的水煮開，即可飲用。(急性上呼吸道感染時勿用)

抗過敏養生藥膳

常見抗過敏的食材很多，其實這些食物本身就有強身健體、養肺潤肺或有益氣管之效，加入一些常見的藥材和肉類一起燉煮，兼具營養，更能發揮藥效。其實美國人常見傷風感冒時喝一杯雞湯，其功效也是其來有自，證實中國人的進補真的是有益健康。

常見的藥膳肉類可選用雞肉、排骨，主要是考量到其性溫和，有益於各種年齡層，老人和小孩都容易消化。平時較常見的藥材有黃耆、枸杞、紅棗、西洋參，主要應用在補氣血、健脾益氣，當然使用之前仍須要由醫師辨證後為宜。此外常見的食材山藥、蓮子、芡實、薏仁、百合等，山藥補腎，茯苓、蓮子、芡實補脾；粉光蔘可以改善免疫力。此藥膳有健胃、整脾，增強免疫力有一定的功效。搭配藥材食用更能使營養吸收，如此達到食補之效。當然孕婦要注意上述有些食材如薏仁和蓮子不可食用，有些中藥材的使用

也要特別注意。另外已經有在服用慢性病藥物的朋友，也須先洽詢中醫師是否可

以使用。現在就一起日常飲食中開始進行保健。

※粉光麥冬雞湯

以帶骨雞腿一支切塊，加入粉光蔘二錢、麥門冬二錢、枸杞三錢、黑棗五錢、百合三錢等藥材(可裝入藥袋包或過濾包)，並放入一公升的水，放入電鍋燉煮約一小時(外鍋放四杯)，等起鍋後再依個人口味加入適當調味。

※枸黨合棗粥

先將枸杞三錢、黨參二錢、百合三錢以四碗水煮兩碗，過濾藥材後取汁液加入紅棗三錢和適量的米煮成粥，每日煮一鍋，可分兩次食用。

※四君子湯應用

所謂四君子湯就是黨參、茯苓、白朮、甘草，加入新鮮山藥和紅棗等來燉排骨服用，健脾補氣，提升免疫功能，改善腸胃功能。另外將四君子湯的藥材先用濾袋煮過半小時，再取其汁液加入羊肉，更有保護氣管的功效。

※健脾開胃煲湯

將雞腿或排骨切塊川燙備用，加入山藥三錢、茯苓三錢、蓮子三錢、芡實三錢、粉光蔘一點五錢加入淹過食材和藥材的水，放置電鍋燉煮二十到三十分鐘(外鍋約兩杯水)，或利用瓦斯爐煮沸後，轉小火燉上二十到三十分鐘，起鍋後依個人喜好加入適當的調味料，即是一道可做湯飲又能開胃的好湯。

※山藥蓮子甜湯

將山藥兩百公克、蓮子一百公克、紅棗九枚，一起加入適量的水煮至食材軟爛，依照個人口味加入適量的冰糖，即可食用。

※潤肺滋補甜湯

將百合二錢、白木耳二錢、枸杞三錢、紅棗三錢，加入適量的水煮至軟爛，起鍋後加入紅糖即可。

過敏 終於好了

TO HEAL ALLERGY COMPLETELY

國家圖書館出版品預行編目(CIP)資料

過敏終於好了 ： 徹底治癒過敏體質 / 陳泰瑾編著.
–初版. -- 新北市 ： 瓘樂全球,
面 ； 公分
民 107.07 ISBN 978-986-96085-0-3(平裝)
1.過敏性疾病 2.中西醫整合 3.食療
415.74107000285

1.過敏性疾病 2.中西醫整合 3.食療

過敏 終於好了

TO HEAL ALLERGY COMPLETELY

編著者　陳泰瑾醫師
出版者　璀樂全球事業有限公司
地　址　臺北市中正區忠孝西路一段五十號十四樓之三十八
門診資訊　常春藤中醫診所
門診地址　臺北市文山區羅斯福路五段一九七號二樓（萬隆捷運站三號出口）
門診電話　02-29311900
法律顧問　中醫師法律顧問群
出版時間　2018 年七 月初版
定價三百元　推廣價二百五十元
ISBN 978-986-96085-0-3 (EPUB)